Heike Höfler

W0084464

BECKENBODEN-
GYMNASTIK
für Sie und Ihn

Gezielte Übungsprogramme
für jeden Tag

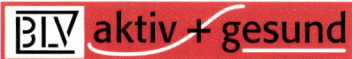

BLV aktiv + gesund

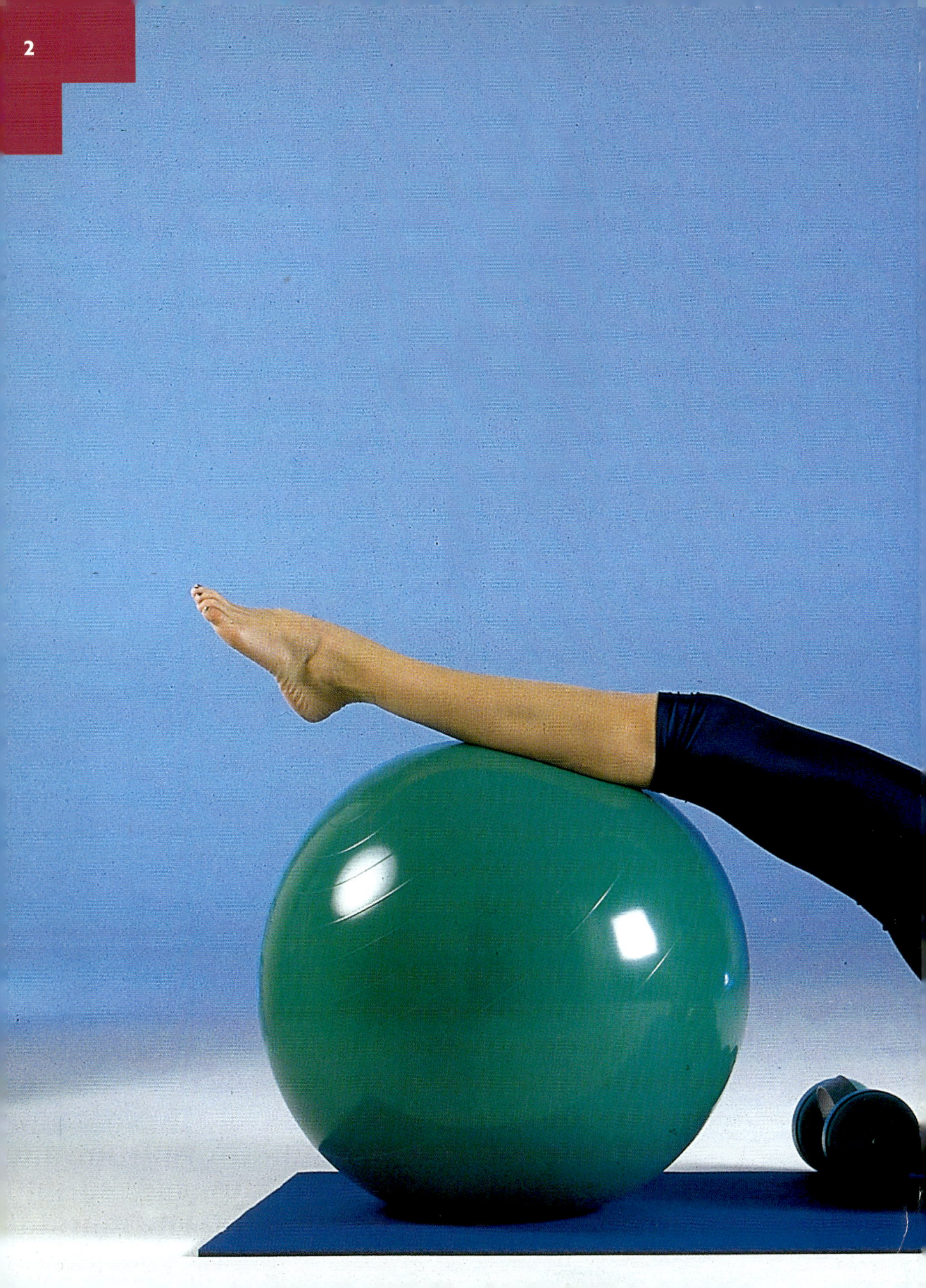

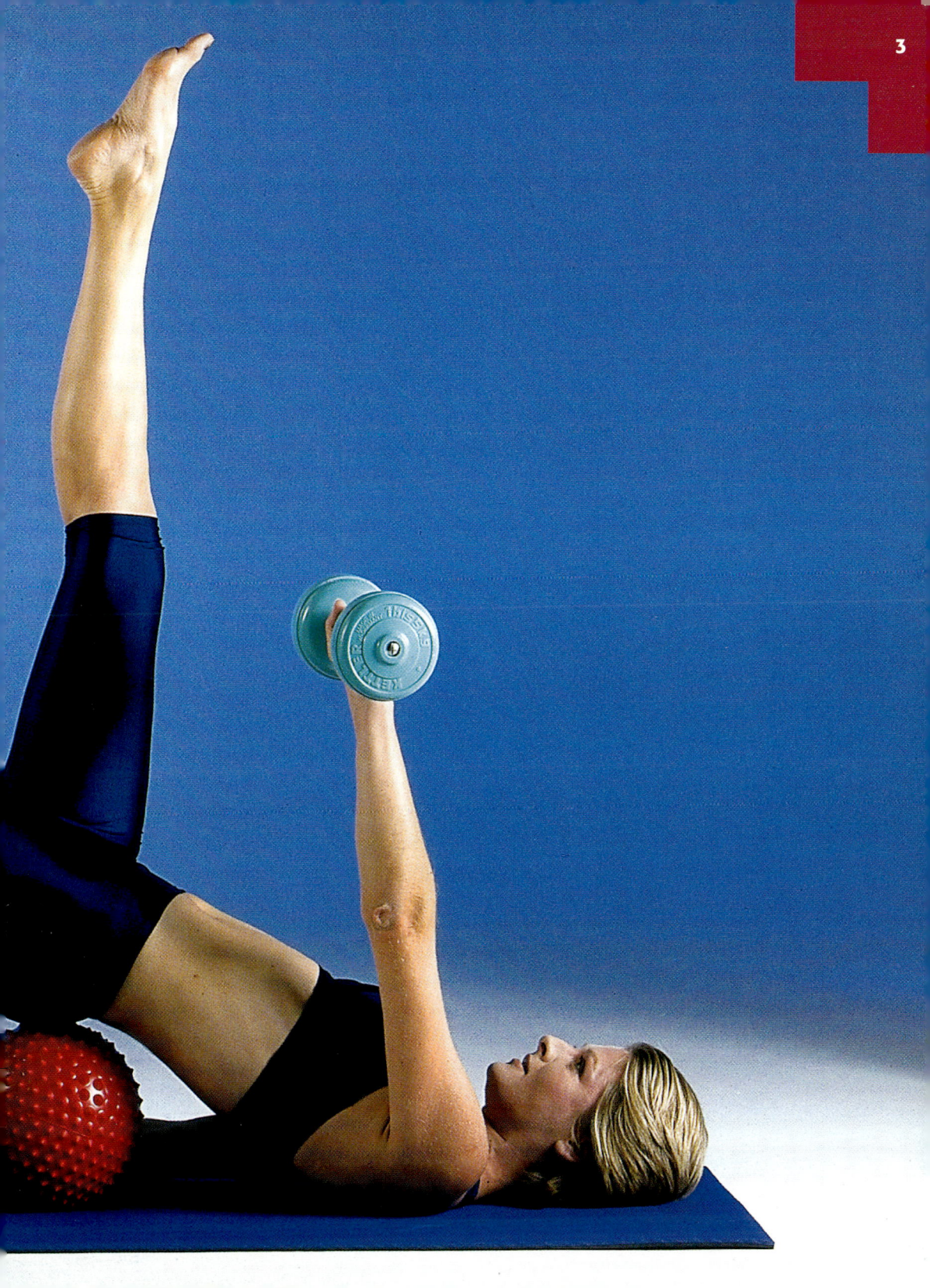

Die Deutsche Bibliothek –
CIP-Einheitsaufnahme

**Beckenbodengymnastik für Sie
und Ihn :** gezielte Übungsprogramme für
jeden Tag / Heike Höfler. [Fotos: Ulli Seer]. –
München ; Wien ; Zürich : BLV, 1999
   (BLV aktiv & gesund)
   ISBN 3-405-15588-6

Demonstration der Übungen:
Eva Mend · Dieter Beh

Bildnachweis
Titelfoto: Ulli Seer
Fotos: Ulli Seer
Satz & Layout: Atelier Steinbicker, München
Umschlaggestaltung: Atelier Steinbicker
Lektorat: Karin Steinbach
Herstellung: Manfred Sinicki

Heike Höfler,
Jahrgang 1956, ist staatlich geprüfte
Sport- und Gymnastiklehrerin. Ihre
Kenntnisse stützen sich auf jahrelange
Berufserfahrung als Gymnastiklehrerin
an der Waldeck-Klinik in Bad Dürrheim
sowie als Leiterin von speziellen Rü-
ckenschul- und Atemgymnastikkursen.
Sie hat bereits zahlreiche Bücher mit
Übungsprogrammen zu den Themen
Schwangerschaft, Rückbildung, Atmung
und Rückenschule veröffentlicht. Mit
dem von ihr entwickelten Fitnesstraining
für das Gesicht ist sie einer breiten
Öffentlichkeit bekannt geworden.
Im BLV Verlag erschien bereits ihr Band
»Die Nackenschule« mit vielfältigen
Übungen gegen Verspannungen im
Nacken- und Schulterbereich.

**BLV Verlagsgesellschaft mbH
München Wien Zürich
80797 München**

© BLV Verlagsgesellschaft mbH,
München 1999

Das Werk einschließlich aller seiner Teile ist
urheberrechtlich geschützt. Jede Verwertung
außerhalb der engen Grenzen des Urheber-
rechtsgesetzes ist ohne Zustimmung des
Verlages unzulässig und strafbar. Das gilt
insbesondere für Vervielfältigungen, Über-
setzungen, Mikroverfilmungen und die Ein-
speicherung und Verarbeitung in elektroni-
schen Systemen.

Druck und Bindung: Freiburger Grafische
Betriebe, Freiburg i. Br.

Gedruckt auf chlorfrei gebleichtem Papier

Printed in Germany · ISBN 3-405-15588-6

Wir danken der Firma Togu Spiel- und
Sportbälle, Prien, die für die Fotoauf-
nahmen freundlicherweise Noppenbälle
zur Verfügung stellte.

Inhalt

Vorwort

Jede dritte Frau zwischen 35 und 50 Jahren und jede zweite Frau über 50 Jahren leidet zeitweilig an unwillkürlichem Harnabgang. Männer in fortgeschrittenem Alter und besonders nach Prostataoperationen sind ebenfalls betroffen. Das Problem ist also weit verbreitet, nur spricht man meist nicht darüber. Hauptsächlich anfällig sind Menschen mit einer Veranlagung zur Bindegewebsschwäche, Frauen mit meist mehreren Geburten auf natürlichem Wege und Frauen mit länger anhaltendem Hormonmangel im fortgeschrittenen Lebensalter.

Seit vielen Jahren befassen wir uns mit dem Problem der Blasenschwäche und haben zur Behandlung hauptsächlich die Operation eingesetzt. Immer häufiger sehen wir jedoch, dass auf einen Eingriff verzichtet werden kann, weil inzwischen die Technik der Beckenbodengymnastik herangereift ist. Diese ermöglicht es in Verbindung mit einer guten Anleitung, den unwillkürlichen Harnabgang erfolgreich unter Kontrolle zu bekommen.

Beckenbodengymnastik ist nicht schwer zu erlernen. Das tägliche Training nimmt nicht viel Zeit in Anspruch. Das vorliegende didaktisch gut aufgebaute und reich bebilderte Buch kann der Leserin und dem Leser dazu verhelfen, durch gezielte Übungen die Beckenmuskulatur zu kräftigen und damit die Kontrolle über die Blase wiederherzustellen. Sie stärken das Gefühl für diese Körperregion und hierdurch auch die sexuelle Empfindungsfähigkeit.

Wir empfehlen Ihnen, die Scheu abzulegen und über das Thema des unwillkürlichen Harnabgangs mit Ihrem Arzt und Ihrer Krankengymnastin zu sprechen. Sie erhalten kompetente Beratung und Hilfestellung mit unterstützenden Maßnahmen. Dieses Buch wird zu einem dauerhaften Erfolg beitragen.

Dr. med. Martin Müller
ehem. Chefarzt der Frauenklinik
Villingen-Schwenningen

Einführung

In diesem Buch geht es um die Gesunderhaltung bzw. Rückgewinnung eines stabilen, kräftigen Beckenbodens mitsamt seiner Schließmuskeln. Dem Beckenboden kommt in unserem Körper eine einmalige Bedeutung zu, die oft viel zu wenig bekannt ist und beachtet wird.

Körperzentrum Beckenboden

Der Beckenboden hat nicht nur eine zentrale Stellung, weil er im Zentrum unseres Körpers liegt, sondern auch, weil er alle unsere inneren Organe stützt sowie Harn- und Geschlechtsorgane (positiv oder negativ) beeinflusst. Der Beckenboden trägt viel und muss viel ertragen. Nicht immer gehen wir sorgsam mit ihm um. Bei der Frau stellen Schwangerschaft und Geburt große Anforderungen an ihn. Verliert er mangels notwendiger Kräftigung und Übung an Spannung, leidet seine Stütz- und Tragefunktion genauso wie sein Schließmechanismus für die Blase (und evtl. den After) sowie seine bedeutende Funktion beim Geschlechtsakt. Leider macht man sich häufig erst dann über den Beckenboden, also die Grundlage unseres Beckens, Gedanken, wenn er Probleme macht, wenn er nicht mehr als feste Grundlage und Unterstützungsfläche empfunden werden kann, weil er keine gute Grundspannung mehr aufweist, oder wenn seine Schließfunktion beim Niesen oder beim Hüpfen nicht mehr ausreicht. Wie gut tut es dagegen der Psyche und dem Selbstwertgefühl, wenn die Basis unserer Weiblichkeit oder Männlichkeit als fest, stark, tragend, kräftig empfunden wird und überhaupt sensibel wahrgenommen werden kann. Das Gegenteil, ein loser, lascher, spannungsloser Beckenboden, macht gehemmt, unsicher und unzufrieden.

Körperbewusstsein und Selbstbewusstsein

Jeder wünscht sich aus den verschiedensten Gründen einen kräftigen, intakten, tragenden, aber auch empfindsamen Beckenboden, der ein positives Selbstbild und Selbstwertgefühl beträchtlich unterstützt. Doch nicht jeder ist bereit, etwas dafür zu tun – oder man will etwas dafür tun, weiß aber nicht, was.

Aus diesem Beweggrund ist das vor Ihnen liegende Buch entstanden. Es soll Ihnen zum einen Aufklärung verschaffen über die verschiedenen und wichtigen Funktionen des Beckenbodens, über seinen Aufbau mitsamt seinen tragenden Muskeln und im Besonderen über seine Beeinflussungsmöglichkeiten sowie Trainierbarkeit durch Übungen. Denn nur regelmäßige, gezielte Übungen werden Ihren Beckenboden bis in die späten Jahre hinein kräftig, genügend tragfähig, intakt, stabil und auch sensibel erhalten. Außerdem sorgen die Übungen für mehr Bewusstheit in diesem Bereich.

Manche Menschen haben nicht nur schwache Beckenbodenmuskeln, sondern auch verspannte. So seltsam sich dies auf den ersten Blick anhört, so ist es doch sehr wohl möglich. In diesem Fall müssen Blockierungen gelöst werden, sodass Gefühle wieder vertieft empfunden werden und Energien frei fließen können.

Sicherheit und Vorbeugung durch Kräftigung

Wenn Sie zu diesem Buch gegriffen haben, kennen Sie wahrscheinlich das unbefriedigende Gefühl des »Offenseins« nach unten. Manchmal kommt es, vor allem nach längerem Gehen oder Stehen, zu Empfindungen wie »unten ist etwas locker« oder »es fällt gleich etwas heraus«. Das Gefühl, etwas zu verlieren oder nicht halten zu können, ist unangenehm und nagt am Selbstwertgefühl. Wenn man nichts dagegen unternimmt, können Senkungen der Scheidenwände oder der Gebärmutter entstehen. Inkontinenzprobleme (unfreiwilliger Harn-, manchmal sogar Stuhlabgang) sind dann die Folge.

Eine funktionstüchtige Muskulatur, über die Sie Bescheid wissen und die Sie zu lokalisieren gelernt haben, vermag solche Beschwerden zu verhindern bzw. erheblich zu verbessern. Deshalb ist die Bewusstmachung und Stärkung dieser Muskulatur, zu der auch Harnröhren-, Scheiden- sowie Aftermuskel gehören, das wichtigste Ziel dieses Buches.

Die Übungen zeigen sehr vielseitige und abwechslungsreiche Trainingsmöglichkeiten auf, denn Gymnastik soll nicht nur zweckdienlich sein, sondern auch Spaß machen. Da es sich anbietet, dass Sie manche Übungen einfach in Ihren Alltag übernehmen, empfehle ich Ihnen äußerst leichte Übungen, die Sie sich gut merken und während normaler Tätigkeiten wiederholen können – aber ich zeige Ihnen auch nicht ganz alltägliche Übungen, die Ihnen sicher Vergnügen bereiten. Bei einigen Übungen benötigen Sie einen Noppen- oder Pezziball, einen Tisch, einen Hocker oder Stuhl, einen Besenstiel oder einfach die Wand.

Die Übungen helfen bei Senkungsbeschwerden, bei Inkontinenzerscheinungen, bei Rückenschmerzen, zur Stabilisation des Beckens und der Eingeweide und nicht zuletzt bei mangelnder sexueller Erlebnisfähigkeit, aber auch nach Geburten und gynäkologischen Operationen.

Daher bietet dieses Buch auch Medizinern wie Gynäkologen, Urologen, Orthopäden oder Sexualtherapeuten wertvolle praktische Informationen sowie eine erstklassige Hilfe, ihren Patienten etwas mit auf den Weg zu geben, womit diese eigenverantwortlich zu Hause üben und vor oder nach Operationen unterstützend tätig werden können.

Beckenbodenübungen bieten die beste Möglichkeit zur Vorbeugung und Therapie von gynäkologischen, urologischen und sexuellen Problemen oder Störungen: Schwächen können aufgehoben oder korrigiert werden. Das körperliche und seelische Wohlbefinden und damit Selbstsicherheit werden sich mit regelmäßigem Training bald einstellen.

Anatomische Grundlagen

Der Beckenboden

Der Beckenboden hat etwas mit dem Zwerchfell (Diaphragma), unserem wichtigsten Atemmuskel, gemeinsam. Beide bewegen keine Gelenke, sondern »nur« Weichteile, wobei beide sich zu einem Mittelpunkt hin zusammenziehen.

Der Unterschied besteht darin, dass das Zwerchfell den Bauchraum nach oben hin abschließt und sich nach unten senkt, wenn es sich beim Einatmen zusammenzieht, wogegen der Beckenboden den Bauchraum nach unten begrenzt und sich nach oben anhebt, wenn er angespannt wird.

Da diese Muskeln keine Gelenke bewegen, ist der Übende auf sein Muskelgefühl für diese tief in unserem Körper liegenden Muskelgruppen angewiesen – und dies ist häufig kaum ausgeprägt oder gar nicht vorhanden.

Meistens wurde uns in unserem Kulturkreis schon als Kind sehr früh deutlich gemacht, dass diese Region eine Tabuzone darstellt, über die man nicht spricht und die man nicht berührt. Man tat so, als wäre sie nicht da, und daher konnte auch kein gesundes Muskelgefühl entstehen. Dieses Muskelbewusstsein muss meist erst aufgebaut werden.

Erfreulich ist, dass in den letzten Jahren dieses Thema mehr und mehr enttabuisiert wurde und Frauen und Männer sich zu ihren Beckenbodenproblemen bekennen sowie gezielt etwas dagegen unternehmen wollen. Schließlich sind die Beckenbodenmuskeln genauso trainierbar wie andere Muskelgruppen auch.

Die Beckenbodenmuskulatur

Wie schon ausgeführt, sind starke Beckenbodenmuskeln für das Halten der Bauchorgane, Eingeweide, Genitalorgane und für die sexuelle Reaktionsfähigkeit wichtig und ausschlaggebend. Jedoch sind diese Muskeln besonders häufig schwach und funktionsuntüchtig. Die wichtigsten Gründe dafür sind:

- Allgemeine Bindegewebsschwäche.
- Übergewicht.
- Dauernde extreme Belastung: Beim Heben und Tragen schwerer Lasten, aber auch bei lang anhaltendem stoßhaften Husten oder einer dauernden Pressatmung (z. B. bei chronischer Bronchitis oder Asthmaanfällen) wird ein gewaltiger Druck auf die Tragemuskeln ausgeübt.

Deshalb: Beim Husten und Niesen immer die Beckenbodenmuskeln anspannen! Auch die Bauchpresse darf nie ohne gleichzeitiges Anspannen der Beckenbodenmuskeln erfolgen, weil der Beckenboden und seine Bänder sich sonst zu sehr nach unten dehnen und die Haltekonstruktion sich senkt. Ebenfalls schädlich: Drücken beim Wasserlassen oder Stuhlgang.

- Mangelnder dauernder Gebrauch.

Deshalb: Während alltäglicher Arbeiten immer wieder daran denken, den Beckenboden anzuspannen.

- Hormonelle Veränderungen in den Wechseljahren: Das Gewebe um Harnröhre, Blase und Beckenboden schwächt sich ab und bildet sich etwas zurück; die Durchblutung wird vermindert.
- Schädigung während einer Geburt oder durch viele Geburten.

Deshalb: Die Rückbildungs-gymnastik nach einer Entbindung ist besonders wichtig.

Aufbau der Beckenbodenmuskulatur

Der Beckenboden besteht aus drei Muskelschichten (Abb. 1), die zusammen etwa handtellerdick sind und übereinander liegen. Sie sind so angeordnet, dass die Muskelfasern der tiefen Schicht von vorne nach hinten verlaufen, die der mittleren Schicht quer und die der äußeren Schicht wieder von vorne nach

hinten. Dadurch wird eine gitterartige, feste Struktur erreicht. Im Bereich des Damms, des Mittelpunkts des Beckenbodens, verdichten sich die Muskelfasern zu einem »Haltekreuz«, wodurch dieser stark belastete Teil gefestigt wird. Nach einem Dammschnitt muss diese Festigkeit zuerst geduldig wieder antrainiert werden.

Der Beckenboden hat einiges gemeinsam mit dem Zwerchfell, jedoch ist er nicht einfach ein einzelner Muskel, sondern eine Muskel-Sehnen-Konstruktion, ein Verschlussapparat, der aus verschiedenen Bauelementen besteht. Während der Zwerchfellmuskel mehr einer Kuppel gleicht und sich beim Zusammenziehen nach unten abflacht, stellt die Beckenbodenmuskulatur eine trichterförmige Muskel-Sehnen-Platte dar, deren Fasern in alle Richtungen verlaufen (Abb. 2).

Die Beckenbodenmuskulatur erstreckt sich insgesamt vom Schambein bis zum Steißbein und wird seitlich von

Abb. 1
Gesamtansicht der Beckenboden-muskulatur

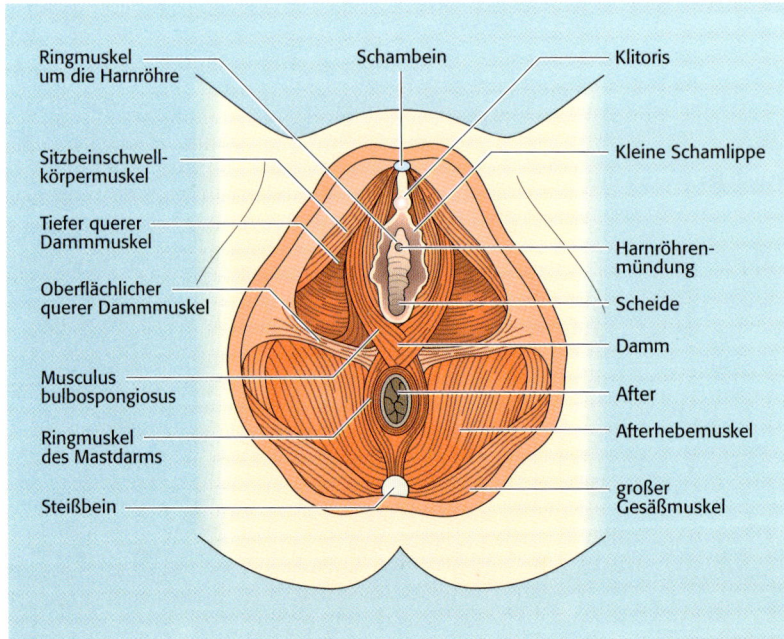

Ringmuskel um die Harnröhre

Sitzbeinschwell-körpermuskel

Tiefer querer Dammmuskel

Oberflächlicher querer Dammmuskel

Musculus bulbospongiosus

Ringmuskel des Mastdarms

Steißbein

Schambein

Klitoris

Kleine Schamlippe

Harnröhren-mündung

Scheide

Damm

After

Afterhebemuskel

großer Gesäßmuskel

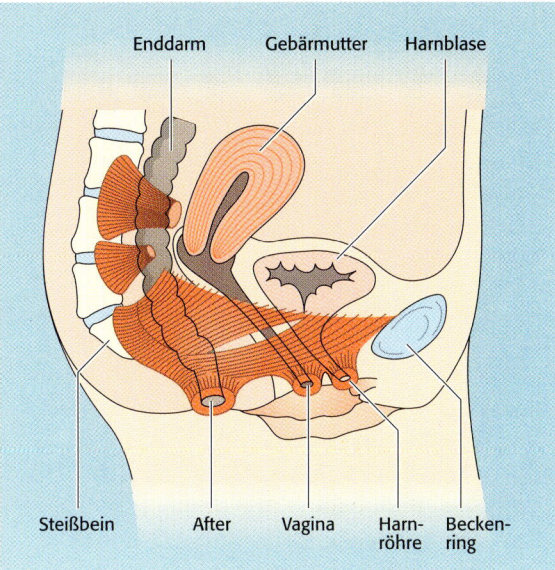

Enddarm Gebärmutter Harnblase

Steißbein After Vagina Harn- Becken-
röhre ring

Abb. 2
Trichterförmige
Muskulatur des
Beckenbodens,
seitliche Ansicht

kleinen Becken entfaltet und dieses
nach oben hin abschließt (Abb. 3).
Der innere Hauptmuskel ist, von der
Seite gesehen, trichterförmig ausgebil-
det (Abb. 4). Seine Muskelfasern, die
rechts und links der Urogenitalorgane
verlaufen, erstrecken sich vom Schambein bis zum Steißbein. Rechter und
linker Schenkel des Muskels geben
den »Levatorschlitz« frei, um Harnröhre,
Scheide und After durchtreten zu lassen. Wenn er sich zusammenzieht, wird
Stuhl oder Harn zurückgehalten.

Abb. 3
Schematische
Darstellung des
Afterhebemuskels
mit seinen
Muskelsträngen

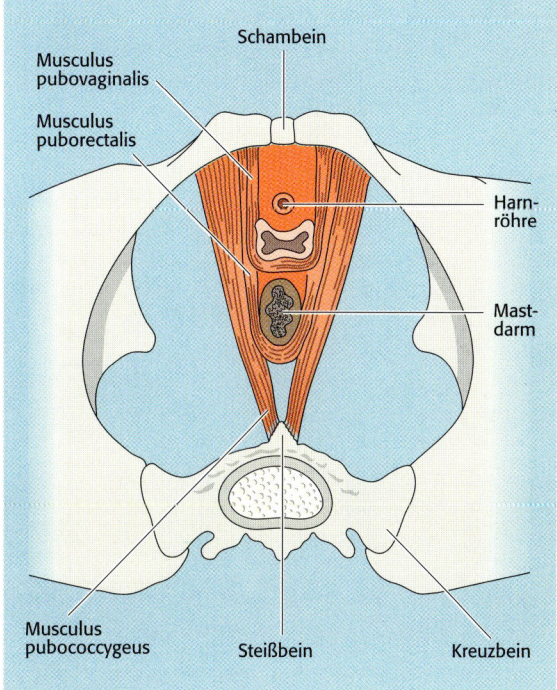

Schambein

Musculus
pubovaginalis

Musculus
puborectalis

Harn-
röhre

Mast-
darm

Musculus
pubococcygeus Steißbein Kreuzbein

den beiden Sitzbeinhöckern begrenzt.
Anatomisch wird der Beckenboden in
drei Etagen eingeteilt:
1. das Beckenzwerchfell (Diaphragma
pelvis),
2. das Zwerchfell der Harn- und
Geschlechtsorgane (Diaphragma
urogenitale) und
3. die Schließmuskeln von Darm und
Urogenitaltrakt (Sphinkterenschicht).

Das Beckenzwerchfell

Diese tiefste, innerste Muskelschicht
schließt das Becken nach unten hin ab
(Beckenausgang). Die flächenmäßig
sehr bedeutsame Muskelschicht hat für
die Stütze sowie Tragefähigkeit der
inneren Organe und Eingeweide eine
ausschlaggebende Bedeutung und auf
die Statik einen erheblichen Einfluss.
Der Spannungszustand des Beckens
hängt von diesem Hebemuskel ab.
Die Muskelschicht wird vor allem von
dem aus vier Muskelzügen bestehen-
den Afterhebemuskel (Musculus levator
ani) gebildet, der sich fächerförmig im

Einige Muskelfasern beider Levatorschenkel ziehen vom Schambein wie
eine u-förmige Schlinge zum einen um
den After (Musculus puborectalis), zum
anderen um die Scheide (Musculus
pubovaginalis) herum und kehren auf
der anderen Seite zum Schambein zurück (Abb. 3). Dadurch entsteht eine
Schlingenwirkung, wenn man diesen

Muskel (U-Muskel) zusammenzieht. Außerdem wird er nach vorn gezogen. Der Scheidenmuskel umgibt die Scheidenwände und kann diese verengen. Er weist viele Nervenenden auf, die sowohl zug- als auch druckempfindlich sind und sexuelle Reaktionen und Empfindungen ermöglichen.

Sexualtherapeuten empfehlen die sogenannte PC-Übung (PC für pubococcygeus) oder auch Kegelübung, bei der es speziell um die Kräftigung dieser Muskelzüge geht. Der vierte Muskelzug heißt Musculus iliococcygeus.

Aufteilung und Aufgabe des Afterhebemuskels

Der Afterhebemuskel besteht aus vier Muskelzügen (Abb. 5):

* Musculus pubovaginalis
* Musculus puborectalis
* Musculus pubococcygeus
* Musculus iliococcygeus

Während die beiden ersten Muskeln u-förmige Schlingen um die Öffnungen von Scheide und Mastdarm bilden, überzieht der dritte die beiden ersten und reicht vom Schambein bis zum Steißbein.

Ein weiterer Muskel der tiefen Schicht heißt Steißbeinmuskel (Musculus coccygeus). Er schließt sich dem Afterhebemuskel hinten an und zieht von den Sitzbeinstacheln zum Steißbein. Bei den Tieren ermöglicht er Schwanzbewegungen. Bei den Menschen kann er das Steißbein leicht nach vorne ziehen, wodurch die Beckenspannung verbessert wird.

Abb. 4
Seitliche Ansicht des Afterhebemuskels

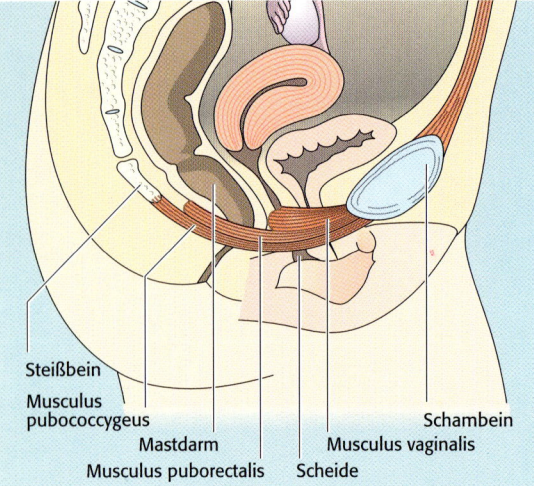

Steißbein
Musculus pubococcygeus
Mastdarm   Schambein
Musculus puborectalis   Musculus vaginalis
Scheide

Ein dritter Zug des Afterhebemuskels erstreckt sich in beidseitig gerade angeordneten Fasern über die ersten beiden Teile hinweg vom Schambein bis zum Steißbein und unterstützt diese; er heißt daher Musculus pubococcygeus.

Abb. 5
Muskeln des Beckenzwerchfells

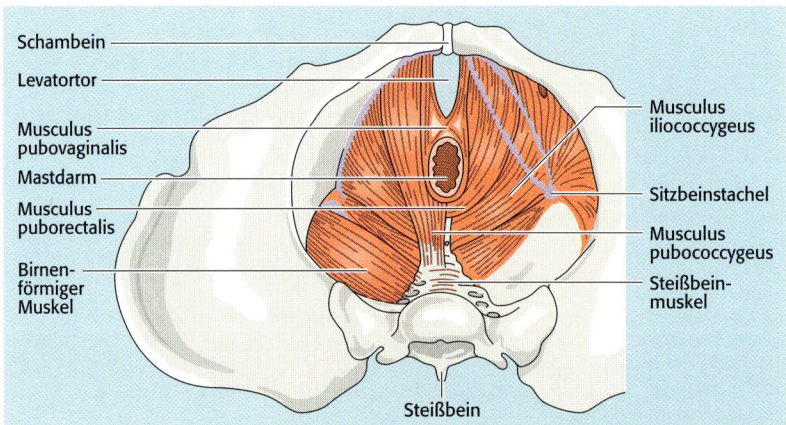

Schambein
Levatortor
Musculus pubovaginalis
Mastdarm
Musculus puborectalis
Birnenförmiger Muskel
Musculus iliococcygeus
Sitzbeinstachel
Musculus pubococcygeus
Steißbeinmuskel
Steißbein

Außerdem ist der Birnenförmige Muskel (Musculus piriformis) zu nennen, der direkt unterhalb des Gelenks am Oberschenkelknochen entspringt und sich an der Innenseite des Kreuzbeins flach auseinander zieht.

Das Zwerchfell der Harn- und Geschlechtswege

Die mittlere Muskelschicht (Abb. 6) befindet sich im vorderen Abschnitt des Beckenausgangs, zwischen den beiden Scham- und Sitzbeinästen.
Beide Levatorschenkel lassen eine spaltförmige Lücke, den Levatorschlitz bzw. das Levatortor, in dessen Bereich der Darm und die Urogenitalorgane hindurch treten. Die dreieckige Platte des Diaphragma urogenitale gleicht diese konstruktive Schwäche aus.
Sie besteht aus zwei Muskeln:

*   Zum einen aus einer zwischen Scham- und Sitzbeinhöckern gelegenen Muskelplatte, dem Tiefen queren Dammmuskel, der quer zum Levatortor verläuft und dieses verschließt. Er deckt den Beckenausgang etwa zu drei Vierteln ab, wobei er vorne unter dem Schambogen bleibt und durch die Dammmembran ergänzt wird. Durch das Diaphragma urogenitale ziehen die Harnröhre und die Scheide.
*   Den anderen, eher schwachen und schmalen Muskel bildet der Oberflächliche quere Muskelstrang. Er zieht von einem Sitzbeinhöcker zum anderen und sorgt für die Sicherung bzw. Querverspannung des Beckenbodens.
Der Quere Dammmuskel ist beim Mann nicht nur beinahe doppelt so stark wie bei der Frau, er wird bei letzterer zusätzlich durch den Durchtritt der Scheide geschwächt. Wäre er zu fest, könnte er bei Geburten nicht ausreichend nachgeben.

Der Dammmuskel kann beide Sitzbeinknochen und alle anderen knöchernen Teile des Beckens bis zum Schambein zueinander ziehen. Die Muskelfasern ziehen dabei zur Mitte hin. Meistens helfen die Gesäß- und auch Bauchmuskeln bei der Arbeit dieser Muskeln mit.

Abb. 6
Die mittlere Beckenbodenschicht

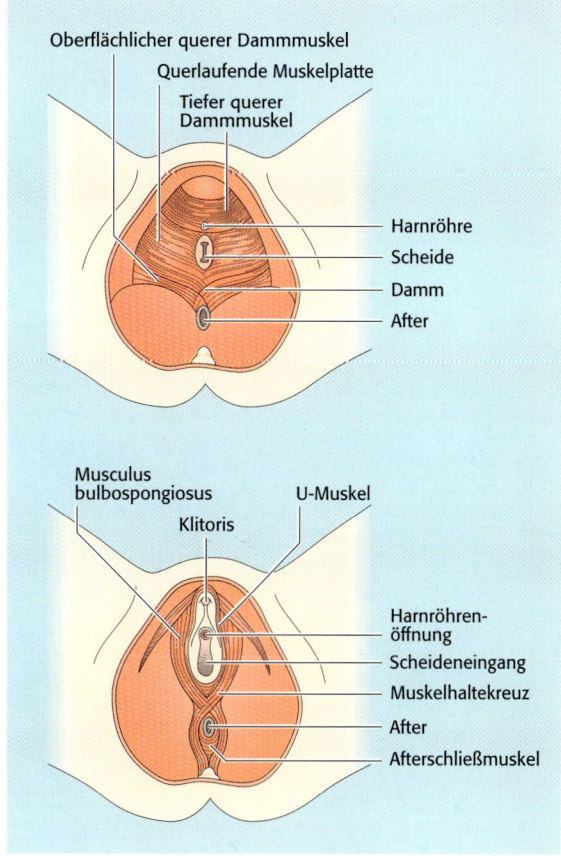

Zwischen dem Hinterrand des Queren Dammmuskels und dem Vorderrand des Afterhebemuskels bleibt eine kleine, nicht von Muskulatur ausgefüllte Lücke frei, die nur Bindegewebe enthält: das sogenannte Centrum tendineum perinei. Es ist eine Schwachstelle und wird durch die dritte Muskelschicht, die Sphinkterenschicht bzw. die Schließ-

muskeln, gesichert. Der Harnröhren-
schließmuskel besteht aus Muskelfasern,
die sich vom Dammmuskel abspalten
und um die Harnröhre spiralförmige
Schlingen bilden. Er ermöglicht den will-
kürlichen Harnblasenverschluss.

Die Schließmuskeln

Die oberflächliche Muskelschicht, die
direkt unter der Hautoberfläche verläuft,
also nach außen liegt, wird von den
Schließmuskeln und Muskeln der äußeren Genitalien gebildet (Musculus bulbospongiosus) und als Sphincteren-
schicht bezeichnet (Abb. 1).
Der Musculus bulbospongiosus verläuft
bei der Frau um den Scheidenvorhof
(von den kleinen Schamlippen umfass-
ter Raum) und sorgt für eine Verengung
der Vulva sowie für eine Kompression
des Bulbus vestibuli, also des Schwell-
körpers, der an der Basis der kleinen
Schamlippen liegt. Beim Mann hat der

Muskel natürlich nicht die Form eines
Sphinkter, jedoch kommt ihm eine sta-
bilisierende Wirkung für den Damm zu.
Seine Funktion besteht in einer Kompression der Schwellkörper der männ-
lichen Harnröhre. Dies bewirkt auch die
stoßweise Entleerung bei der Ejakulation. Bei Frau und Mann unterstützt
dieser Muskel den Harnröhrenschließ-
muskel.
Der Afterschließmuskel liegt unterhalb
des Afterhebemuskels. Er umgibt das
Darmende manschettenartig, denn er
besteht aus einem Bündel Ringmuskeln,
die sich 3–4 cm am Mastdarm hoch-
ranken. Seine beiden Hälften kreuzen
in der Mitte vor und hinter dem Darm-
kanal die Fasern und ziehen zum Teil in
die Nahtstelle des Musculus bulbospongiosus, sodass eine Achterform entsteht. Seine Aufgabe ist der dichte
Verschluss des Enddarmes; deshalb
verbleibt er dauernd in Kontraktion,
außer bei der Stuhlentleerung.

Warum Beckenbodengymnastik?

Wann und wem helfen Beckenbodenübungen?

Zum einen sind Beckenbodenübungen für jeden gesunden, beschwerdefreien Menschen im Sinne der allgemeinen Kräftigung, Haltungskontrolle und -stabilisierung wichtig (Vorbeugung), zum anderen bei schon vorhandenen Beschwerden bzw. Problemen (Therapie). Beckenbodenübungen helfen:

- bei Harninkontinenz
- bei Senkung oder Vorfall der Beckenorgane bei der Frau (Gebärmutter, Blase, Scheide, Harnröhre, Darm)
- bei Schwächung und Verletzung des Beckenbodens bei Geburten
- bei Lendenwirbelsäulenproblemen
- nach gynäkologischen Operationen, auch nach Prostataoperationen beim Mann
- bei Sexualproblemen

Am besten, Sie beginnen so früh wie möglich mit Beckenbodenübungen. Die hier zusammengestellten Übungen sind auch schon für junge Frauen zur Vorbeugung geeignet. In unserem Kulturkreis schwächt diese zentrale, bedeutsame Muskelschicht schon früh ab. Das häufige, meistens ungünstige Sitzen überdehnt den Beckenboden und macht ihn instabil und spannungslos. Auch bei langem Stehen wird er sehr stark belastet. Schuhe mit hohen Absätzen und eine übermäßige Hohlkreuzhaltung tragen das ihre dazu bei, dass er immer mehr durchhängt. Deshalb muss mit stärkenden Übungen ein Gegengewicht gesetzt werden. Dieses Wissen sollte eigentlich jede Mutter ihrer erwachsenen Tochter mit auf den Weg geben . . .

Während einer Geburt wird der Beckenboden – der auch schon in der Schwangerschaft einiges aushalten mußte und durch Übungen gestärkt werden sollte – besonders belastet und oft auch in Mitleidenschaft gezogen, manchmal eingerissen oder durchschnitten. In beiden Fällen dauert sein erneuter Aufbau und sollte unbedingt unterstützt werden. Je besser sein Zustand davor war, umso schneller wird die Regenerationsphase vonstatten gehen. Was jetzt an Übung vernachlässigt wird, wird der Frau später Beschwerden bereiten.

Statistiken belegen, dass jede zweite Frau zwischen 40 und 50 an unfreiwilligem Harnabgang (zunächst »nur« tröpfchenweise) beim Husten, Niesen, Lachen oder bei körperlicher Belastung – beim Sport oder beim Heben schwerer Gegenstände – leidet. Dies wird nicht nur als unangenehm, sondern auch als psychisch sehr belastend empfunden. Spätestens jetzt sind konsequent ausgeführte Beckenbodenübungen ein unbedingtes »Muss«, um eine Verschlimmerung sowie eine Senkung der Beckenorgane und eine übermäßige Belastung des unteren Rückens zu vermeiden.

In den Wechseljahren sorgt die hormonelle Umstellung für Rückbildungserscheinungen der Schleimhaut von Blase und Harnröhre sowie für eine Abnahme der Gewebespannung im Beckenboden. Die Übungen helfen nicht nur, den Spannungszustand zu verbessern, sondern führen auch zu einer besseren

Durchblutung und Ernährung der Schleimhäute.

Vorbeugung ist besser als Heilen – aber auch wenn die Probleme schon vorhanden sind, kann das gezielte Beckenbodentraining sehr gute Ergebnisse erreichen, denn diese Muskelschicht ist willentlich äußerst gut trainierbar. Schon viele Frauen konnten dadurch eine in Aussicht stehende Operation vermeiden. Ist eine Operation aber unumgänglich, gilt das Beckenbodentraining als wichtige und notwendige Begleittherapie, um den Operationserfolg zu sichern und spätere Rückfälle zu verhindern.

Beckenboden-training – nicht nur für Frauen

Der Beckenboden von Mann und Frau ist nach dem gleichen Bauplan gestaltet. Der Unterschied besteht in der großen Weite des weiblichen Beckens bzw. der Beckenöffnung nach unten sowie dem Vorhandensein des Geburtsweges. Dadurch weist der Beckenboden der Frau eine etwas schwächere Konstruktion auf. Außerdem wird ihr Beckenboden bei einer Geburt erheblich belastet und geschwächt, der Muskel weist eine geringere Dicke auf. Der wichtigste Verschlussmuskel des Beckenausgangs ist bei Frau und Mann der Afterhebemuskel. Er sorgt neben dem äußeren Afterschließmuskel für die Sicherung des Darms. Eine weitere Sicherung bietet die Schließmuskulatur um die Harnröhre. Diese kann willentlich angespannt und gelöst werden. Während der Mann von Natur aus den kräftigeren Beckenboden besitzt und in den ersten 50 Lebensjahren die Frauen mit 80 Prozent den überwiegenden Anteil der Betroffenen mit Inkontinenz-

beschwerden darstellen, gleicht sich dies in späteren Jahren aus. Bei vielen Männern beginnt sich dann die Prostata (Vorsteherdrüse) zu vergrößern. Die Wucherung kann sich in jede Richtung ausdehnen. Da die Vorsteherdrüse zwischen Harnblasengrund und Beckenbodenmuskulatur (Diaphragma urogenitale) liegt und von der Harnröhre durchbohrt wird, kann sie auf diese Körperorgane drücken. Ein gekräftigter Beckenboden ist bei dadurch entstehenden Harnproblemen viel wert. Von besonderem Wert ist das Beckenbodentraining nach einer Prostataoperation. Aber auch schon davor hat ein kräftiger, bewusst trainierter Beckenboden

Abb. 7
Vergleich der Beckenbodenmuskulatur von Mann und Frau

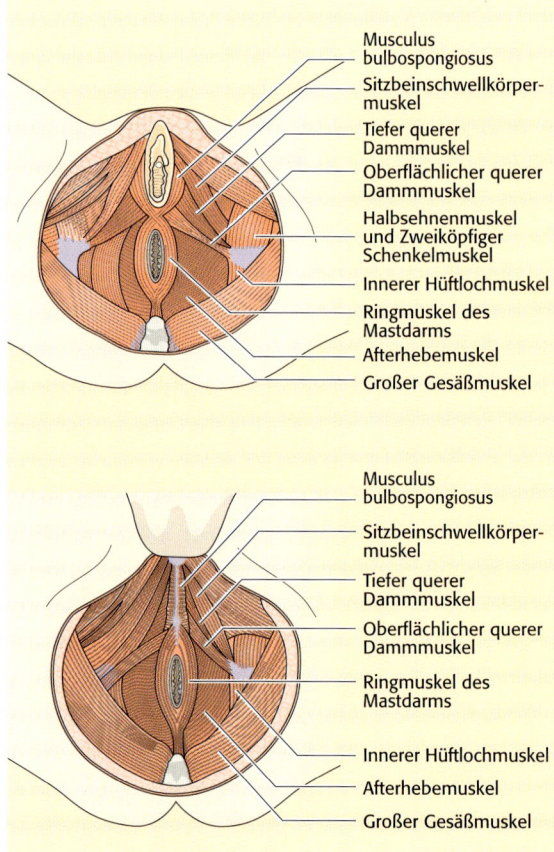

Musculus bulbospongiosus
Sitzbeinschwellkörpermuskel
Tiefer querer Dammmuskel
Oberflächlicher querer Dammmuskel
Halbsehnenmuskel und Zweiköpfiger Schenkelmuskel
Innerer Hüftlochmuskel
Ringmuskel des Mastdarms
Afterhebemuskel
Großer Gesäßmuskel

Musculus bulbospongiosus
Sitzbeinschwellkörpermuskel
Tiefer querer Dammmuskel
Oberflächlicher querer Dammmuskel
Ringmuskel des Mastdarms
Innerer Hüftlochmuskel
Afterhebemuskel
Großer Gesäßmuskel

Einfluss auf die Gesundheit und Leistungsfähigkeit der Prostata. Daneben schwören auch viele Männer, die unter Impotenz oder frühzeitiger Ejakulation litten, auf das Training dieser inneren Muskelgruppe. Und auch bei Rückenproblemen sind Beckenbodenübungen, neben der Kräftigung von Bauch- und Rückenmuskulatur, unbedingte Voraussetzung.

Beckenboden und Sexualität

Die Beckenbodenmuskulatur bestimmt das sexuelle Erleben beider Geschlechter maßgeblich mit. Der amerikanische Gynäkologe ARNOLD KEGEL erkannte, dass durch das Training des sogenannten PC-Muskels (PC = pubococcygeus), umgangssprachlich auch Scheidenmuskels, das er zunächst Frauen mit Inkontinenzproblemen empfahl, gleichzeitig die Empfindlichkeit der Scheide »erwacht« und verstärkt wurde. Auch andere Gynäkologen entdeckten daraufhin, dass bei gut entwickelten Beckenbodenmuskeln deutlich weniger sexuelle Probleme auftreten. Das aktive Anspannen des Scheidenmuskels wird daher auch »Kegel-Übung« genannt. Die Scheide ist zwar reichlich mit Blutgefäßen ausgestattet, aber sie besitzt kaum Empfindungsnerven – jedoch die sie umgebende Muskulatur. Der Sexualforscher M. MESHORER beschrieb, dass die Frau durch das PC-Training ihre Vaginalmuskulatur und damit ihre Empfindungs- und Orgasmusfähigkeit verbessern könne. Er führte eine Studie mit Frauen aus allen möglichen Bereichen durch, bei der sich herausstellte, dass viele Frauen, nachdem sie die Beckenbodenmuskulatur zu orten und anzuspannen gelernt hatten, diese

während des Liebesaktes bewusst einsetzten. Dadurch vermöge die Frau ihre Orgasmusfähigkeit zu verstärken und zu kontrollieren. Auch der Partner reagiere darauf begeistert und empfinde dies als Lustgewinn, denn er könne den Einsatz der Vaginalmuskulatur der Frau sehr wohl spüren.

Genauso hat ein frühes Beckenbodentraining beim Mann positive Auswirkungen auf seine Potenz. Er kann infolgedessen den Sexualakt länger hinauszögern lernen.

Beckenboden und Atmung

Die Behandlung und das Training des Beckenbodens kann durch die Atmung bestens unterstützt werden – und umgekehrt: Eine straffe Beckenboden- und Bauchwandmuskulatur ist Voraussetzung für eine intakte Tiefenatmung. Ein Zwerchfelltiefstand, der keine tiefe Atmung zulässt, entsteht häufig durch eine Eingeweidesenkung und schlaffe Bauchwände. Dem Zwerchfell sollte durch kräftiges Muskelgewebe ein guter Widerstand entgegengesetzt werden. Der große Atemlehrer J. L. SCHMITT wies darauf hin, dass durch Erschlaffen der Bauchdecken im Bauchraum und Eingeweidesenkung ein Sog entsteht, der das Zwerchfell in extreme Tiefen zieht. Das Problem dabei: Auch das Herz und der venöse Blutrückstrom werden durch den Zwerchfelltiefstand behindert. Denn die tiefe Zwerchfellatmung unterstützt den venösen Blutkreislauf und das Herz beträchtlich. Sogar erhöhter Blutdruck kann nach DR. TIRALA durch sie zur Norm zurückgeführt werden. Außerdem wies dieser Münchner Atemgelehrte schon in den dreißiger Jahren darauf hin, dass die Bauchwand- und die Beckenbodenmuskulatur sich infolge Nichtgebrauchs zurückbilden und schwach werden kann (atrophieren), wodurch sich in Becken und Bauchraum eine größere Menge von Blut stauen kann, ganz abgesehen davon, dass der Darm sich schwerer entleert. Das Entstehen einer Beckenthrombose oder von Beinödemen wird begünstigt.

Das Zwerchfell, unser wichtigster Atemmuskel, der zwischen Brustbein, der Innenseite der unteren sechs Rippen und der Lendenwirbelsäule quer verspannt ist, wird von der Speiseröhre, der Aorta, der unteren Hohlvene, von Nerven und Lymphgefäßen durchbohrt. Es wird auch als zweites venöses Herz bezeichnet und als Muskel im Dienst des Kreislaufs. Der Herzbeutel ist mit dem Zwerchfell verwachsen, sodass das Herz jede Bewegung des Atemmuskels mitmachen muss.

Abb. 8
Zwerchfell und Beckenboden

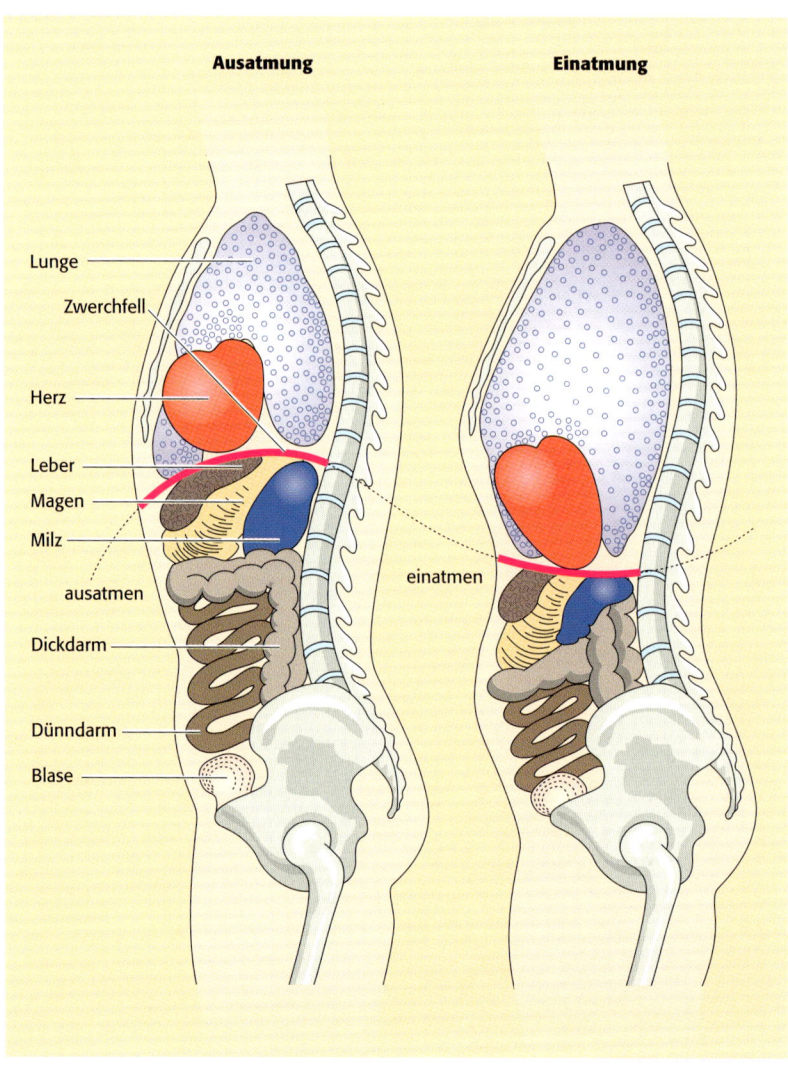

Bei tiefer Einatmung senkt sich die Zwerchfellkuppel ab, sodass sich die Lunge erweitern kann. Gleichzeitig werden die inneren Organe und die Baucheingeweide zusammengedrückt. Bauch und Beckenboden dehnen sich etwas aus.

Bei der Ausatmung steigt das Zwerchfell wieder nach oben, drückt die Lunge aus und befreit dadurch den Körper vom Abfallprodukt Kohlendioxid. Dadurch kann alles »vorher Gequetschte wieder auferstehen«, wie es FELIX RIEMKASTEN in seinem Atembuch schon 1957 ausdrückte. Die tiefe Atmung bedeutet für alle inneren Organe und das Herz eine kräftige Massage, die nicht nur gut tut, sondern auch ihre jeweilige Arbeit unterstützt sowie stimuliert. Der Beckenboden bzw. das Beckenbodenzwerchfell zieht sich bei der Ausatmung zusammen. Durch seine willentliche Anspannung kann die Ausatmung gefördert werden, aber auch umgekehrt bei den Beckenbodenübungen die Ausatmung unterstützend wirken. Leider ist die tiefe Zwerchfellatmung bei uns Europäern häufig verkümmert. SCHMITT stellte fest, dass das Zwerchfell oft nur noch so dünn wie ein Goldplättchen ist. Wir haben uns zum großen Teil die gehaltlosere Brust- und Hochatmung angewöhnt. Schuld daran sind Bewegungsmangel, Haltungsschwäche, aber auch Stress. Wir leben in einer »atemlosen Zeit« und lassen uns kaum noch »Verschnaufpausen«. Auch der Atem hat sich dem angepasst: Er geht kurz, schnell, hastig und oft unrhythmisch. Atemübungen können uns helfen, wieder den natürlichen Atemrhythmus zu finden.

Grundatem- und Beckenbodenübung:

Zunächst im Liegen mit angestellten Beinen, später auch im Sitzen und Stehen üben: Legen Sie beide Hände auf den Bauch unterhalb des Nabels. Dann langsam durch die Nase einatmen und darauf achten, ob der Bauch sich leicht ausdehnt. (Manche Menschen ziehen den Bauch beim Einatmen ein – dies nennt man dann »paradoxe Atmung«; sie kommt recht häufig bei uns vor, ist aber schädlich.) Auch im Beckenboden kann eine leichte Weite zu spüren sein.

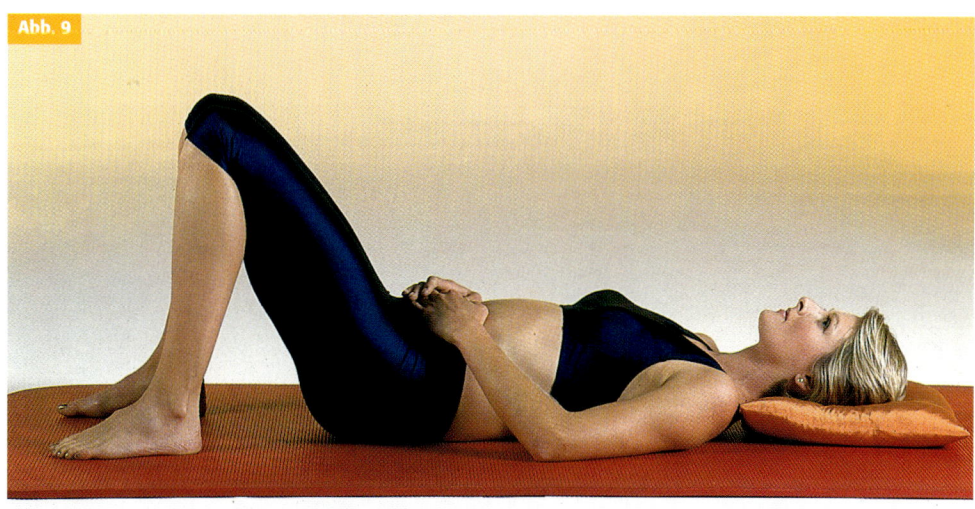

Abb. 9

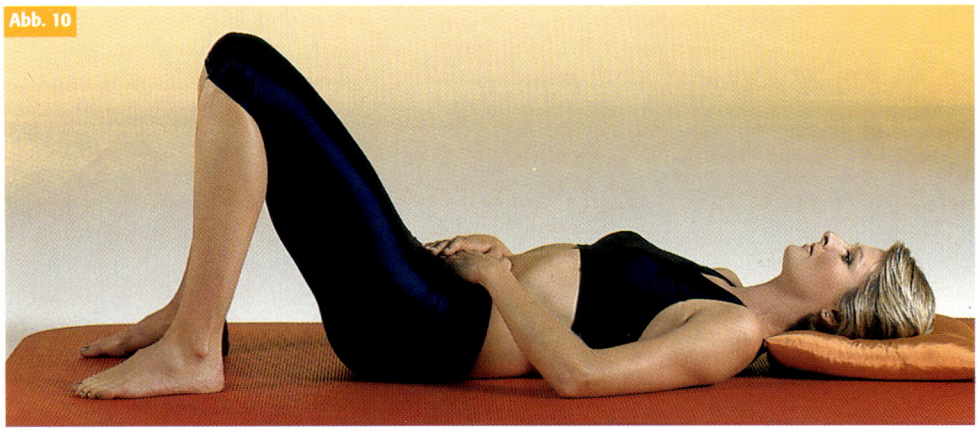

Abb. 10

Dann langsam und lange durch den Mund ausatmen, z. B. auf »sch...« oder als ob man eine Kerze ausblasen wollte. Dabei erspüren, wie der Bauch sich senkt und auch der Beckenboden enger wird. Beim Ausatmen können Sie nun ganz bewusst die Beckenbodenmuskeln so kräftig wie möglich anspannen und nach innen ziehen. Auch die Bauchmuskeln dürfen dabei angespannt werden. 4–5-mal wiederholen. Diese Übung sollte immer wieder ausgeführt werden – egal ob beim Kartoffelschälen, Lesen, am Schreibtisch oder beim Staubsaugen.

Spezielle Übungen gegen Vorfall oder Verlagerung der Unterleibsorgane

Frauen, die in jungen Jahren Übungen für den Beckenboden vernachlässigt haben, besonders nach einer Geburt (meistens mangels Aufklärung), müssen sich in späteren Jahren oft mit einer Verlagerung oder Senkung der Gebärmutter oder Blase »herumschlagen«. Noch vor einigen Jahren neigten die Mediziner zu schnellen operativen

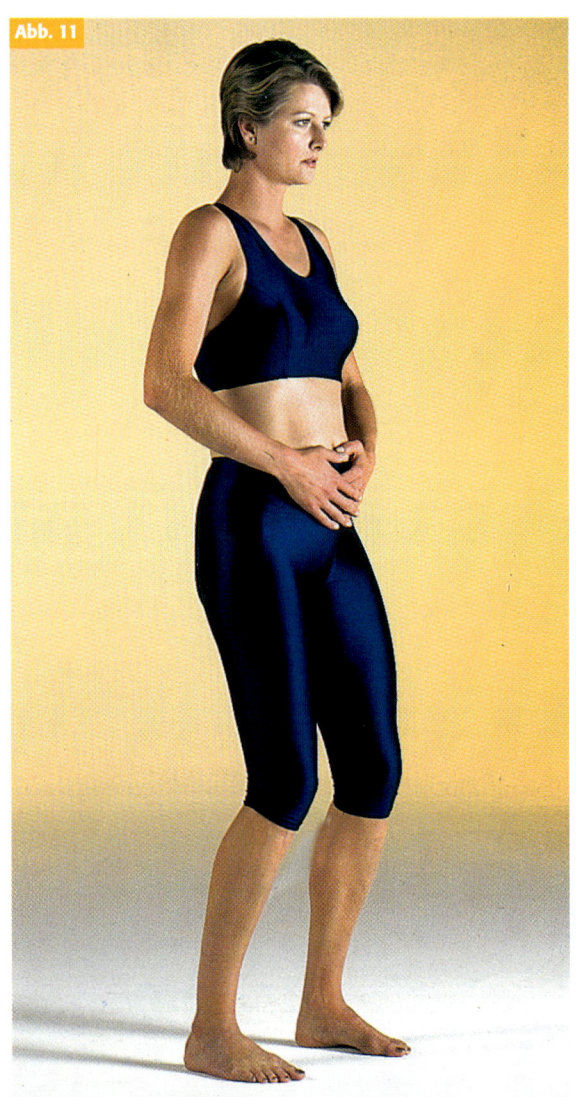

Abb. 11

Eingriffen, doch das Operationsergebnis war in vielen Fällen nicht anhaltend. Heute weiß man: Ein gezieltes Beckenbodentraining kann die Verlagerung oder Senkung bei konsequentem Training beheben. Sollte jedoch eine Operation unvermeidlich sein, kann das Operationsergebnis durch die Übungen gefestigt werden. Gerade dann ist es besonders wichtig, einen erneuten Rückfall zu vermeiden.

Spezielle Körperstellungen gegen einen Gebärmuttervorfall

Bestimmte Lagerungen, die man so oft wie möglich einnimmt, sorgen dafür, dass die Gebärmutter mitsamt der inneren Organe an ihren »alten Platz« in das Innere des Körpers rutscht. Dabei ist die Gebärmutter, genauso wie die unter ihr liegende Blase, nach vorne geknickt. Gleichzeitig wird dafür gesorgt, dass der Beckenboden, auf den im Sitzen und Stehen ein starker Druck ausgeübt wird, Entlastung erfährt. Die überdehnten Uterusbänder werden dabei gestrafft, sodass die Gebärmutter in der gewünschten Lage gehalten werden kann.

Bei diesen Körperstellungen wird das Becken höher gelagert als der Kopf. Mit Entspannungs- und Atemübungen kann viel erreicht werden – der Atem unterstützt in beträchtlichem Maße die Rückverlagerung der Unterleibsorgane, indem ein Sog auf diese ausgeübt wird. Günstige Lagerungen gegen eine Gebärmutter- oder Blasensenkung finden Sie im Übungsteil in folgenden Programmen (die erste Zahl steht für das Übungsprogramm, die zweite für die entsprechende Übung): 1/4, 2/2, 2/3, 4/4, 4/5, 5/3, 9/4, 10/1, 10/4, 10/5, 10/6. Die Übungen 2/3, 4/5 und 5/3 sind besonders geeignet; bei Übung 4/5 sollten Sie eine möglichst dicke Decke verwenden.

Übungshinweis:
Während Sie eine bestimmte Lagerung einnehmen, bei der das Becken meistens höher liegt als der Kopf, lassen Sie den Atem einfach fließen, gelöst, ruhig, rhythmisch und langsam. Sanfte Hintergrundmusik hilft Ihnen vielleicht, mehr und mehr zu entspannen.
Sie können sich währenddessen auch ganz bewusst auf den Atem zum Bauch- und Beckenboden hin konzentrieren. Vielleicht können Sie auch schon wahrnehmen, wie die Eingeweide und inneren Organe in der eingenommenen Stellung tiefer in den Körper gezogen werden und der Druck vom Beckenboden weicht.

Wahrnehmung des Beckenbodens

Kennenlernen des Beckens

Obwohl das Becken in seiner Gesamtheit das Zentrum unseres Körpers bildet, Ober- und Unterkörper miteinander verbindet, nehmen wir es nur selten bewusst wahr, können uns seine Form nur selten genau vorstellen. Schauen Sie sich deshalb zuerst die unten stehende Abbildung an.

Das Becken der Frau ist Teil ihrer Weiblichkeit; hier erlebt sie Schwangerschaft, Geburt, aber auch zyklische Erfahrungen (Menstruation, Klimakterium) und die Sexualität. Ein positives, bewusstes Verhältnis kommt deshalb jeder Frau zugute. Aber auch beim Mann wird das Becken als Teil seiner Männlichkeit angesehen – die Sexualorgane und die Prostata sind Teil dieses Körperzentrums.

Das Becken stellt einen geschlossenen, aber nicht völlig starren Knochenring dar. Es wird von drei Knochen gebildet: den beiden bogenförmigen Hüftbeinen und dem hinten liegenden Kreuzbein. Das Becken wirkt wie ein Balancegestell, das das Gewicht des Oberkörpers vor allem im Kreuzbeinbereich (Kreuzbein-Darmbein-Gelenke) aufnimmt und

Abb. 12
Das Becken

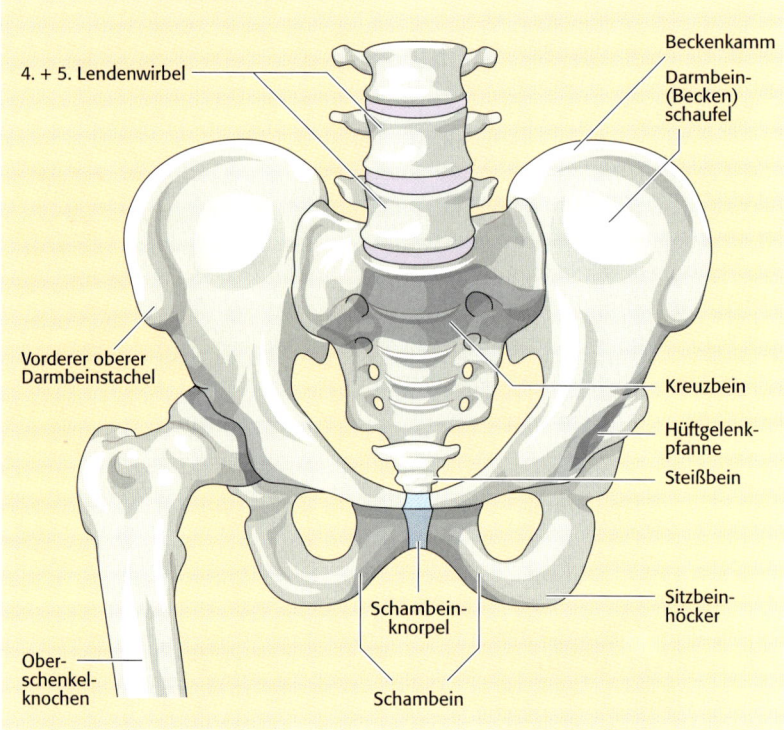

4. + 5. Lendenwirbel

Beckenkamm

Darmbein-(Becken)schaufel

Vorderer oberer Darmbeinstachel

Kreuzbein

Hüftgelenkpfanne

Steißbein

Schambeinknorpel

Sitzbeinhöcker

Oberschenkelknochen

Schambein

es über die Hüftgelenke an die Beine überträgt. Denn der Beckenknochen stellt eine feste, jedoch nicht starre, sondern ausbalancierende Verbindung zwischen Rumpf und Beinen dar. Man könnte dieses ausgleichende System mit einem Wippbrett vergleichen, das oben (am Kreuzbein) etwas höher steht als unten (an den Hüftgelenken).

Diese Vorstellung hilft uns, den Balanceakt des Beckens zu begreifen. Während die Hüftgelenke die Verbindung des Beckens zu den Oberschenkeln darstellen, ragt die Wirbelsäule vom Kreuzbein ausgehend sich empor. Es wird deutlich, wie die verschiedenen Körperteile zusammenarbeiten und sich gegenseitig beeinflussen. An allen Beckenbewegungen sind immer auch die Hüftgelenke und die Lendenwirbelsäule beteiligt. Und die Bewegung setzt sich bis zur Halswirbelsäule und bis zu den Füßen hin fort.

Das Balancegestell des Beckens wird durch besonders starke Bänder sowie Rücken-, Becken- und Beinmuskeln im Gleichgewicht gehalten. Um einseitige Belastungen und Abnutzungen zu vermeiden, sollten Sie deshalb immer darauf achten, das Becken möglichst gerade, also lotrecht zu halten und gleichmäßig zu belasten. Nur wenn die Beckenhaltung gerade und harmonisch, also im Gleichgewicht ist, drückt das Gewicht des Eingeweideblocks nicht voll auf den Beckenboden, sondern wird auf die knöchernen Anteile des Beckens übertragen.

Der Druck lastet also bei einer straffen Bauchdecke auf den Schambeinen und der Schambeinfuge, nicht auf dem Beckenboden. Daran wird deutlich, wie wichtig die Stellung des Beckens und der Spannungszustand der Bauchmuskulatur auch für den Beckenboden sind.

Wahrnehmungsübung

Erforschen und ertasten Sie Ihr Becken: Nachdem Sie die Abbildung des Beckens (Abb. 12) noch einmal angeschaut haben, ertasten Sie im Stand mit den Händen diesen ganzen Knochengürtel und nehmen seine Form, Erhöhungen, Ränder genau wahr. Beginnen Sie mit beiden Händen an den rechten und linken Vorderen oberen Darmbeinstacheln, die sehr gut fühlbar sind. Erfühlen Sie die hervorstehenden Knochen bewusst. Lassen Sie dann die

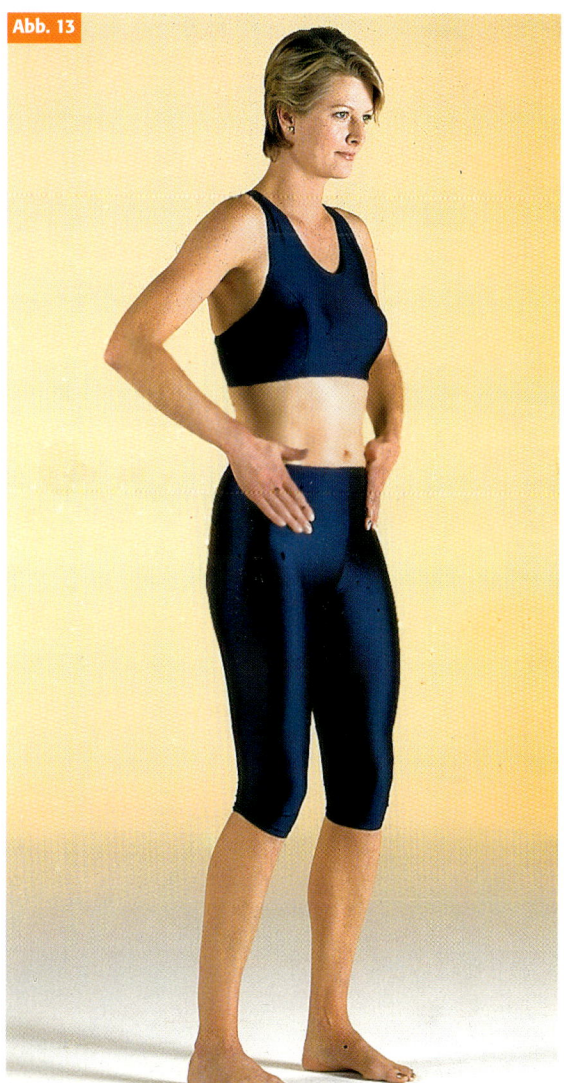

Abb. 13

Finger schräg nach vorn bis zum Schambein gleiten. Dazwischen liegt das Hüftgelenk; Sie können es vielleicht erspüren, wenn Sie das Bein bewegen, z. B. das Knie vorne hochziehen und dann nach hinten führen. Wenn Sie dann mit den Händen noch etwas weiter nach hinten wandern, können Sie die Sitzbeinhöcker spüren. Legen Sie dann wieder die Finger an die

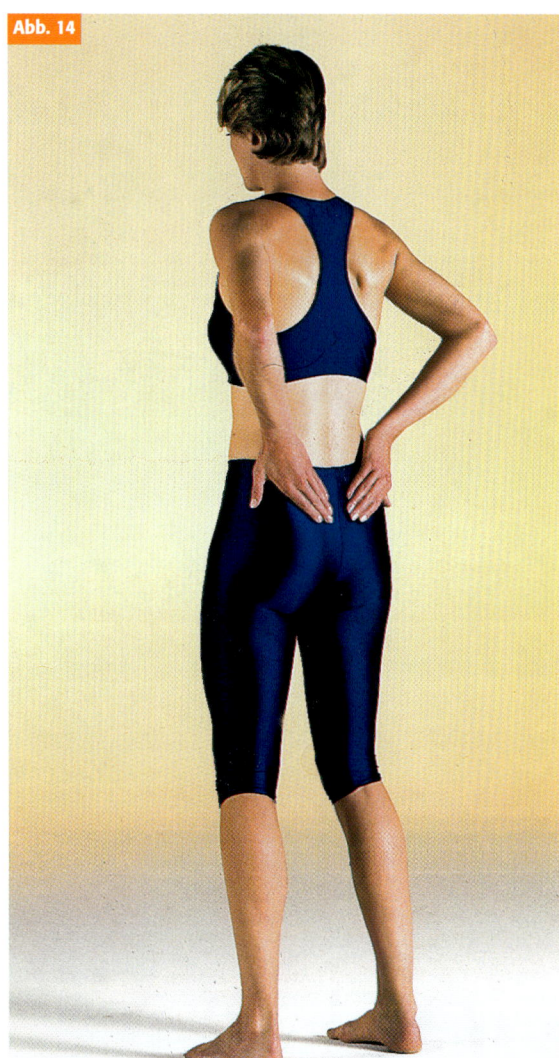

Abb. 14

Darmbeinstacheln und ertasten Sie den dicken Rand des Beckenkamms. Tasten Sie sich von dort nach hinten zum Kreuzbein (Abb. 14). Nehmen Sie die Form der keilförmigen, sich nach unten zuspitzenden Knochenplatte wahr und fahren Sie sie einige Male ab. Gleiten Sie dann auch noch ein wenig tiefer bis zum Steißbein.

Erspüren Sie nochmals ganz unten die Sitzbeinhöcker (Abb. 16), auf denen man sitzen sollte – nicht davor oder dahinter. Stellen Sie sich vor, wie beide auf einer Linie liegen, und erfühlen Sie, dass das Kreuzbein höher liegt als das Schambein. Beachten Sie, dass die Darmbeinstacheln und das Schambein auf einer senkrechten Linie liegen. Wenn das nicht so ist, steht Ihr Becken nicht lotrecht, also nicht optimal.

Kennenlernen des Beckenbodens

Wahrnehmungsübungen

1. Übung:

Im Stand beugen Sie leicht die Knie (Abb. 15). Legen Sie die Finger einer Hand vorne auf das Schambein und die Finger der anderen Hand hinten an das Steißbein. Stellen Sie sich vor, wie sich dazwischen Ihre Beckenbodenmuskulatur wie eine Hängematte spannt.

2. Übung:

Setzen Sie sich auf einen Stuhl und legen Sie Ihre Hände unter die Sitzbeinhöcker (Abb. 16). Wenn Sie sie nicht gleich finden, rutschen Sie ein wenig mit dem Po hin und her. Dann bleiben Sie mit Ihren Sitzknochen genau auf den Händen sitzen. Merken Sie, dass man nur aufrecht sitzen kann, wenn man auf den Sitzknochen sitzt?

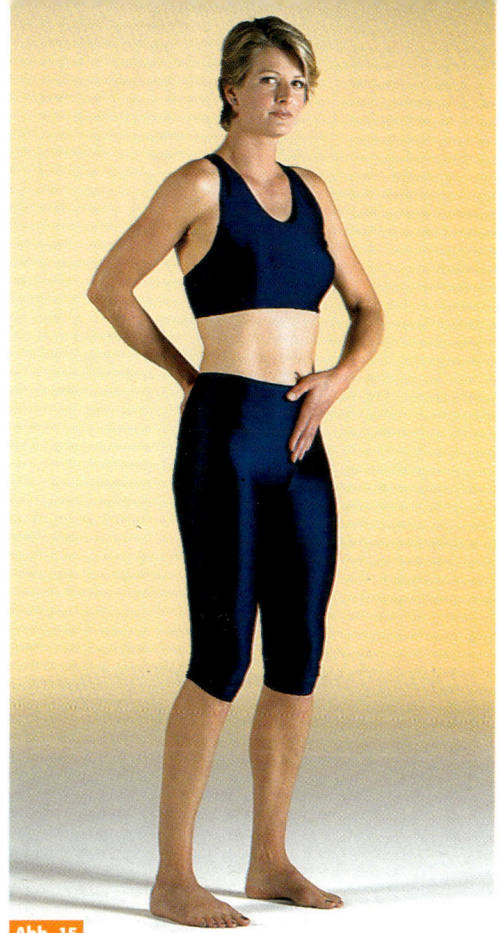

Abb. 15

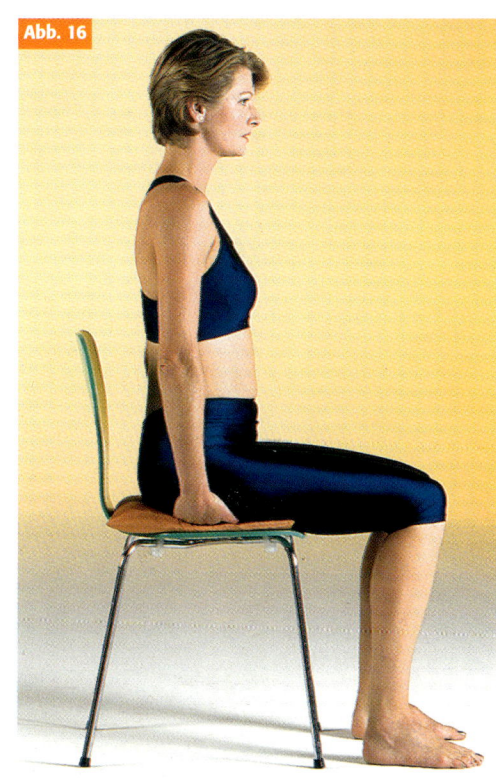

Abb. 16

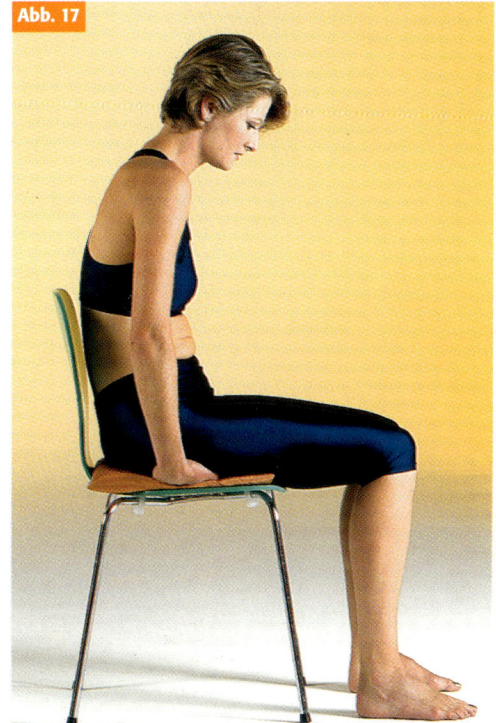

Abb. 17

Drehen Sie das Becken einmal zurück, sodass Sie fast auf dem Steißbein sitzen – diese Haltung erkennen Sie sicher als häufige Alltagshaltung –, und nehmen Sie wahr, wie Ihr Rücken dabei rund wird (Abb. 17).

Setzen Sie sich jetzt wieder bewusst auf die Sitzbeinhöcker und nehmen Sie wieder die aufgerichtete Haltung ein. Auf diese Art und Weise können Sie eine gesunde Rücken- und auch Beckenbodenhaltung aufbauen. Konzentrieren Sie sich nun auf den Raum zwischen Ihren Sitzbeinknochen. Versuchen Sie seine Breite und Weite wahrzunehmen. Dazwischen, etwas höher, breitet sich Ihr Beckenboden aus. Stellen Sie ihn sich genau vor.

3. Übung: Haltung

Nehmen Sie im Stand ein Stück Seil oder einen festen Bademantelgürtel in beide Hände. Legen Sie die Hände wieder an Steiß- und Schambein und spannen Sie den Gürtel dazwischen; das übrige Ende lassen Sie einfach hinten nach unten hängen (Abb. 18). Machen Sie nun bewusst ein Hohlkreuz und nehmen Sie wahr, wie dabei das Steißbein nach hinten hochgezogen wird. In dieser Position sind der Beckenboden und die Bauchmuskulatur gedehnt, lasch, kraftlos, schwach.

Versuchen Sie nun, das Steißbein in Ihrer Vorstellung zwischen den Beinen durch nach vorne zu ziehen (Abb. 19). Beachten Sie dabei, wie der Gürtel und der Beckenboden ihre Lage verändern und parallel zum Boden gespannt sind. In dieser Stellung können die Beckenboden- und Bauchmuskeln viel besser angespannt werden.

> **Ein guter Beckenboden- und Bauchmuskulaturtonus (Grundspannung) setzt eine gerade, aufrechte Haltung voraus.**

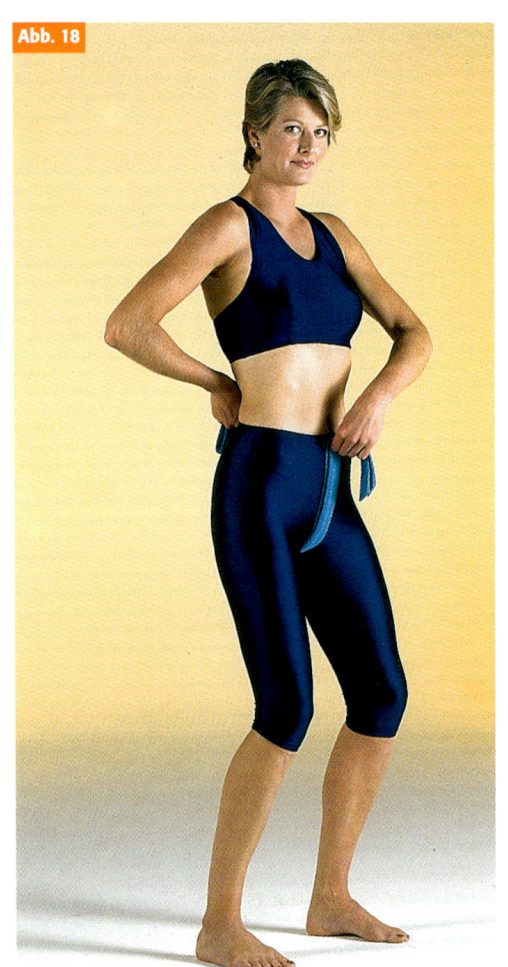

Abb. 18

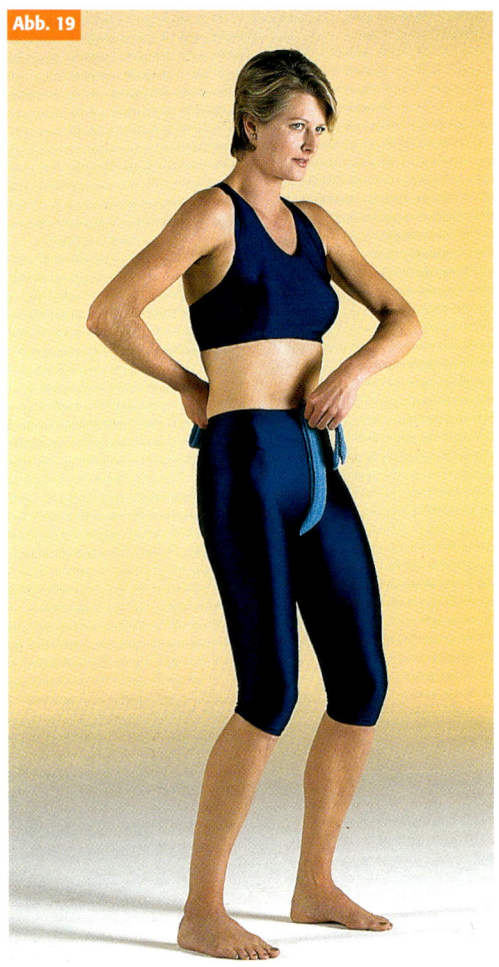

Abb. 19

4. Übung:

Wiederholen Sie die Übung von oben, mit oder ohne Gürtel. Stellen Sie sich dabei den Beckenboden als Boden einer Schüssel vor, die mit Wasser gefüllt ist. Was fällt Ihnen dabei auf? Vielleicht haben Sie sich vorgestellt, dass, wenn Sie das Becken zurückkippen, also ein Hohlkreuz machen, die Schüssel Wasser ausgeleert werden würde (Abb. 20, 21). Beim Geradestellen des Beckens bzw. Vorschieben des Steißbeins würde das Wasser gut verteilt in der in etwa waagerecht platzier-

ten Schüssel ruhen. Diese Übung schärft nicht nur die Wahrnehmung für das Becken und den Beckenboden und bringt beide in eine optimale Stellung, sondern sie sorgt auch für eine gute, aufrechte Haltung.

5. Übung: Wahrnehmung des Beckenbodens durch einen Gegendruck

Ein Druck gegen die Beckenboden-muskulatur hilft, diesen verborgenen Bereich besser zu lokalisieren und wahrzunehmen. Legen Sie einen Stab längs

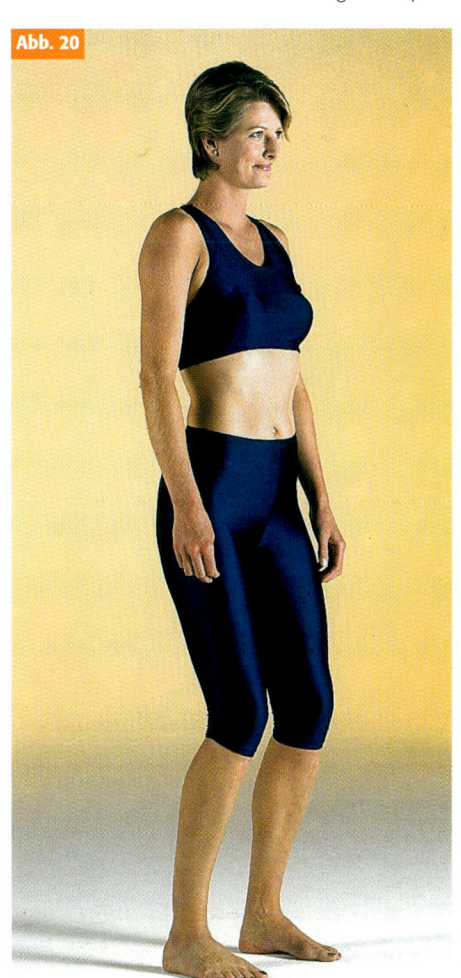

Abb. 20

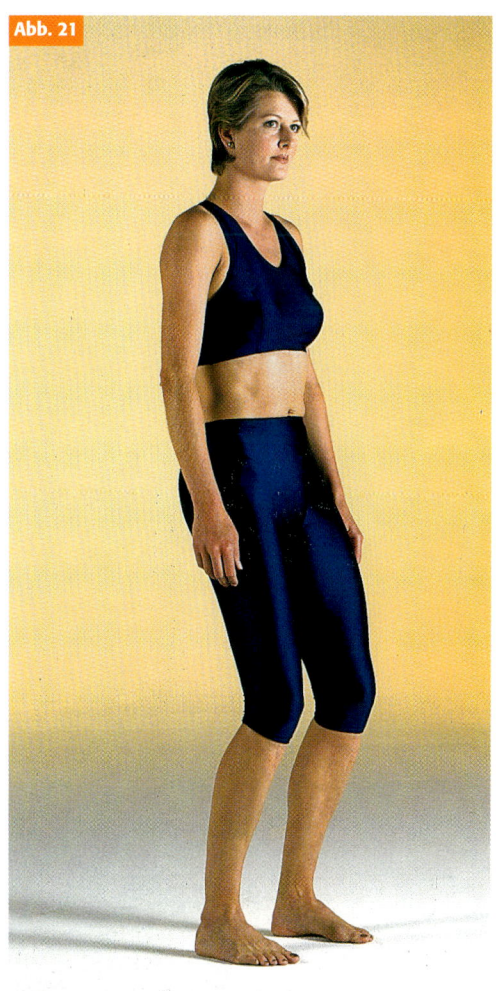

Abb. 21

auf einen Hocker oder Stuhl – es kann auch ein (Spazier-)Stock oder Besenstiel sein – und umwickeln Sie ihn in der Mitte mit einigen Handtüchern, sodass Sie ihn als Gegendruck zwar gut fühlen, aber doch einigermaßen angenehm darauf sitzen können. Setzen Sie sich nun aufrecht auf den Stab, sodass dieser zwischen den Beinen liegt.

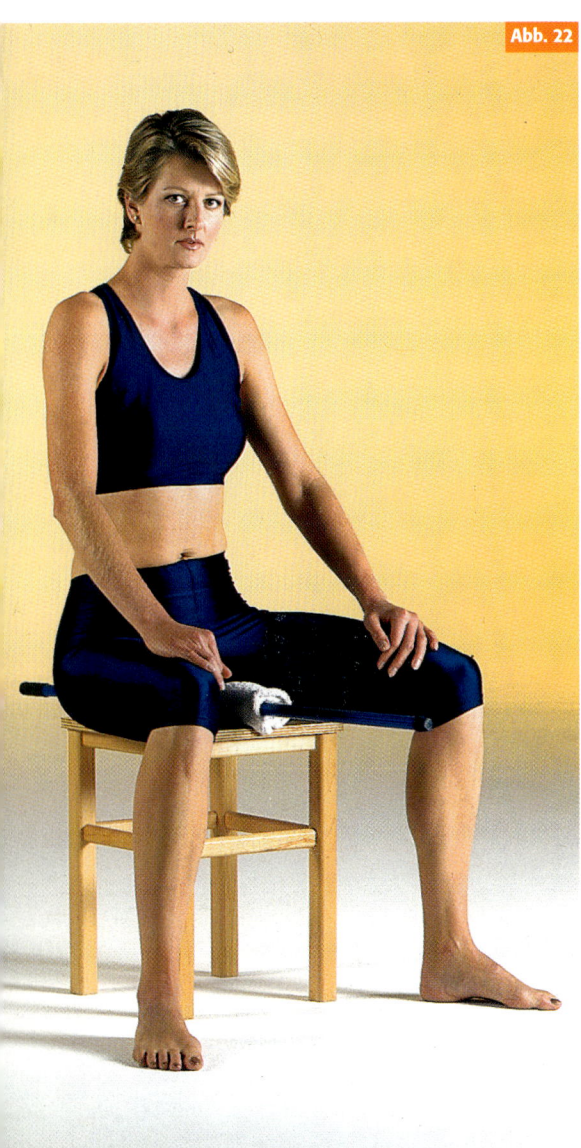

Abb. 22

• Verlagern Sie das Gewicht nun etwas nach vorne, sodass Sie den Druck etwa unter ihrer Scheide spüren. Versuchen Sie nun die dort gelegene Scheidenmuskulatur fest anzuspannen, indem Sie in Ihrer Vorstellung versuchen, den Stab mit den Schamlippen zu umgreifen und nach oben zu ziehen. Spüren Sie die hebende und nach vorne ziehende Wirkung der Muskelübung? Die Spannung mindestens 10 Sekunden anhalten, dann locker lassen. Und nicht vergessen: Dabei weiteratmen oder bei der Anspannung ausatmen. 4–6-mal wiederholen.

• Verlagern Sie Ihr Gewicht nun mehr nach hinten, sodass Sie den Druck des Stabes jetzt unter Ihrem After spüren. ersuchen Sie dann, die Muskulatur in diesem Bereich anzuspannen, indem Sie sich vorstellen, den Stab mit beiden Pobacken festzuhalten und dann hochzuziehen. Die Spannung mindestens 10 Sekunden halten, dann langsam, Stück für Stück, loslassen. Dabei fällt Ihnen sicher auf, dass das langsame Loslassen schwerer fällt als das schnelle. 4–6-mal wiederholen.

• Wie eben, jedoch zuerst sich darauf konzentrieren, beide Sitzbeinstacheln zueinander zu ziehen, dann den Aftermuskel anspannen und versuchen, immer höher zu ziehen. 4–6-mal wiederholen. Spüren Sie nach, inwieweit Ihr Muskelgefühl sich bereits verändert hat.

Viele Beckenbodenübungen werden von den Bauch-, Gesäß- und Adduktorenmuskeln unterstützt bzw. begleitet. Jedoch ist es trotzdem sinnvoll, zunächst die Beckenbodenmuskulatur isoliert anspannen und auch entspannen zu lernen. Denn das fördert das Muskelgefühl und die Fähigkeit zur feinen Muskelkoordination. Diese ist auch dann wichtig, wenn eine geschwächte Beckenbodenmuskulatur bewusst in andere Bewegungsmuster einbezogen werden soll, z. B. beim Niesen oder Heben.

Ist das Gefühl für die Beckenbodenmuskulatur vorhanden, kann sie zusammen mit der Bauchmuskulatur in allen Alltagshaltungen und -handlungen ein gutes »Muskelkorsett« bilden, denn beide Muskelgruppen arbeiten zusammen. Die Bauchmuskulatur sollte nie ohne die Beckenbodenmuskeln angespannt werden, weil durch die Bauchpresse immer ein vermehrter Druck auf den Beckenboden ausgeübt wird.

Wahrnehmungsübungen im Alltag

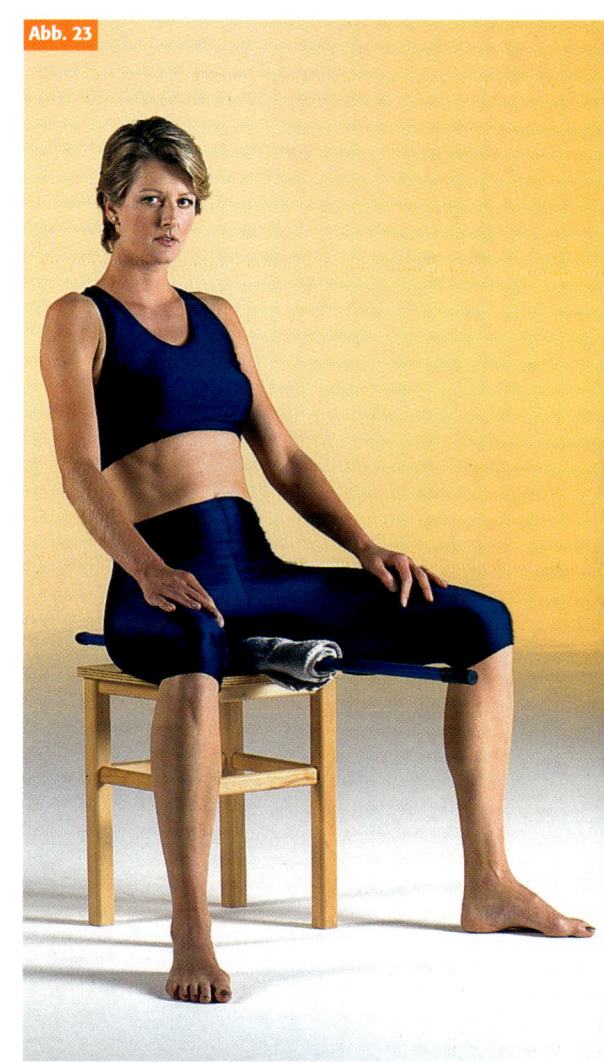

Abb. 23

- Versuchen Sie, wenn Sie auf der Toilette sind, den Harnstrahl plötzlich anzuhalten. So wird sich bald ein Gefühl bzw. Gespür für die Scheidenmuskulatur einstellen.
- Später reicht die Vorstellung, den Harnstrahl anhalten zu wollen, um das Gefühl für den Scheidenmuskel zu sensibilisieren.
- Sie können auch einen Tampon oder ein Wattestäbchen in die Scheide einführen und bewusst festhalten und umklammern. Später intensivieren Sie die Übung und versuchen, das Herausziehen mit Hilfe der Scheidenmuskulatur zu verhindern.
- Den Afterschließmuskel können Sie erspüren lernen, indem Sie zunächst einige Male versuchen, den Stuhl (oder Gase) bewusst zurückzuhalten; später reicht die Vorstellung.
- Den Queren Dammmuskel erspüren Sie auf folgende Art am besten: Im Sitzen beide Hände unter die Sitzbeinhöcker legen, dann beide Sitzbeinstacheln zusammen schieben. Später geben Sie mit den Händen etwas Widerstand.

Übungsprogramme für den Beckenboden

Grundsätzliches zu den Übungen

- Am besten 10–15 Minuten täglich üben.
- Die erwiesenermaßen effektivsten Übungen sind Anspannungs-Entspannungs-Übungen (isometrische Übungen). Ein Richtwert dabei: Die Spannung sollte etwa 10 Sekunden gehalten werden. Jedoch kann dies individuell sehr unterschiedlich empfunden werden und sollte im Laufe der Übungsprogramme auch gesteigert werden. Deshalb gilt grundsätzlich: Spannen Sie so kräftig an, wie es Ihnen möglich ist (maximale Anspannung), halten Sie die Anspannung so lange, wie Sie können, und atmen Sie unbedingt dabei gelöst weiter. Auf keinen Fall den Atem anhalten oder pressen. Es ist auch möglich, während der Anspannungsphase auszuatmen. Die Entspannungsphase sollte etwa doppelt so lang sein wie die Anspannungsphase. Darauf sollte geachtet werden, denn in dieser Zeit wird der Muskel aufgebaut, Sauerstoff und Nährstoffe fließen ihm zu. Die Erholungsphase ist notwendig, damit sich der Muskel nicht verspannt.
- Achten Sie ganz besonders auf einen gelösten Atem. Der Atem kann die Übung bestens unterstützen, jedoch wenn er angehalten wird, auch behindern.
- Wichtig: Beachten Sie bei allen Bauchmuskelübungen, dass der Nabel nicht herausgestülpt wird. Die Vorstellung, den Bauch von allen Seiten zur Mitte und den Nabel zum Boden bzw.

die Rippen nach unten in Richtung Schambein hin zu ziehen, hilft Ihnen dabei.

> **Tip:**
> Bei allen Übungen in der Rückenlage, auch wenn die Unterschenkel auf einem Hocker oder Pezziball liegen, kann eine zusammengerollte Decke oder ein Sitzkeil unter das Becken gelegt werden. Dadurch wird es etwas angehoben, der Beckenboden wird völlig entlastet und ist leichter erfühlbar bzw. trainierbar. Außerdem fließt das venöse Blut besser zurück. Schwaches Bindegewebe und ein lascher Beckenboden führen oft dazu, dass das Blut in den Beinen oder im unteren Beckenbereich versackt. Übungen, bei denen das Becken erhöht ist, dienen auch dem venösen Blutkreislauf und wirken der Thrombosegefahr entgegen.

1. Übungsprogramm

Sie benötigen einen Stab oder Besenstiel, einen Hocker oder Stuhl, einige Handtücher, eine leere Flasche, eine zusammengerollte Decke und evtl. einen Sitzball.

1. Übung:

Umwickeln Sie den Stab in seiner Mitte mit einigen Handtüchern und legen Sie ihn quer über einen Hocker. Sitzen Sie genau mit den Sitzbeinstacheln (die Sie schon mit den Händen erfühlt haben) auf dem Stab. Beachten Sie dabei die aufrechte Haltung. Stellen Sie sich vor, wie zwischen den Sitzbeinstacheln der Quere Dammmuskel liegt. Versuchen Sie nun, kräftig die Knochen zueinander zu ziehen. Spüren Sie die Anspannung und halten Sie sie mindestens 10 Sekunden. Währenddessen unbedingt regelmäßig weiteratmen, was anfangs nicht ganz einfach ist, aber immer besser gelingen wird. Dann locker lassen und nachspüren.

2. Übung:

Umwickeln Sie eine Flasche mit einem Handtuch, legen Sie sie auf einen Hocker oder Stuhl und setzen Sie sich rittlings darauf (Abb. 24). Sie können sich statt dessen auch auf eine fest zusammengerollte Decke setzen. Verlagern Sie das Gewicht nun einmal mehr nach hinten (Abb. 25) und spannen Sie die hintere Beckenbodenmuskulatur an. Dann locker lassen und das Gewicht mehr nach vorne verlagern (Abb. 26), die vordere Muskulatur anspannen und bewusst wahrnehmen, wieder locker lassen. Schließlich wie vorher aufrecht und gerade sitzen und die Sitzbeinstacheln zueinander ziehen, locker lassen.

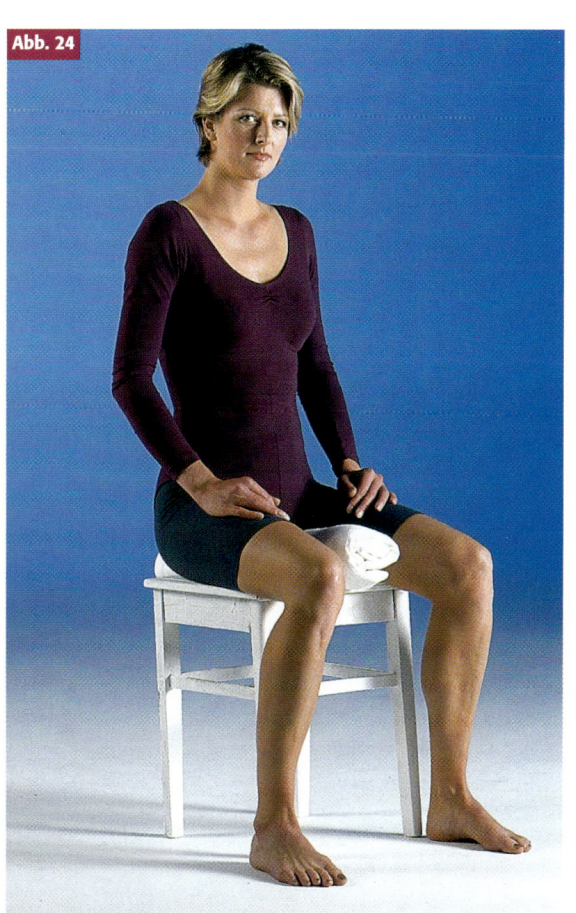

Abb. 24

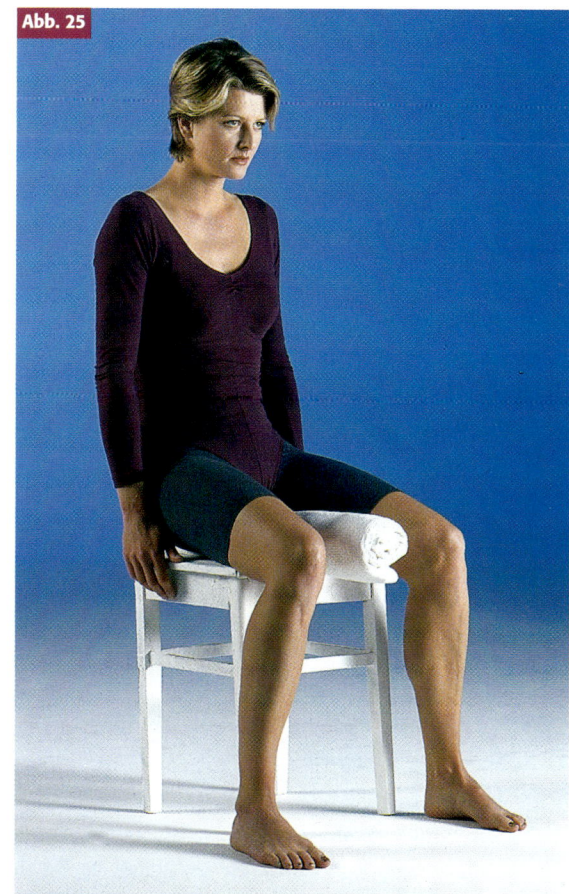

Abb. 25

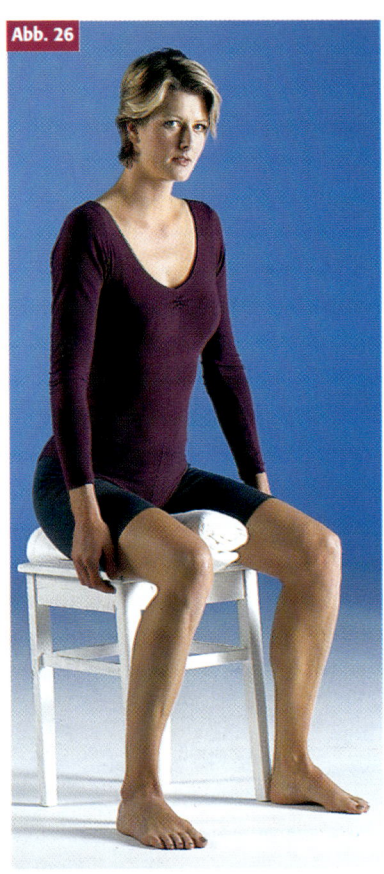

Abb. 26

3. Übung:

- In der Rückenlage beide Beine aufstellen, dann das Becken hochdrücken, sodass von den Knien bis zu den Schultern etwa eine gerade Linie besteht. Legen Sie nun eine Hand von vorne, die andere von hinten an den Beckenboden, sodass sich die Mittelfinger etwa in der Mitte treffen (Abb. 27). Geben Sie zunächst mit der vorderen Hand etwas Druck auf den Beckenboden und spannen Sie dort kräftig an, dann locker lassen. Anschließend mit der hinteren Hand mehr Druck geben und dort anspannen, nach 10 oder mehr Sekunden auch hier locker lassen. Gelöst zurücklegen und entspannen, nachspüren.
- Wie vorher, aber nach der hinteren Anspannung versuchen Sie, als dritte Anspannung auch noch die Sitzbeinstacheln zueinander zu ziehen.
- Atmen Sie aus und versuchen Sie, den gesamten Beckenboden kräftig nach innen zu saugen (Abb. 27, 28). Denken Sie auch daran, den U-Muskel nach vorne zu ziehen mit der Vorstellung, das Schambein zur Nasenspitze

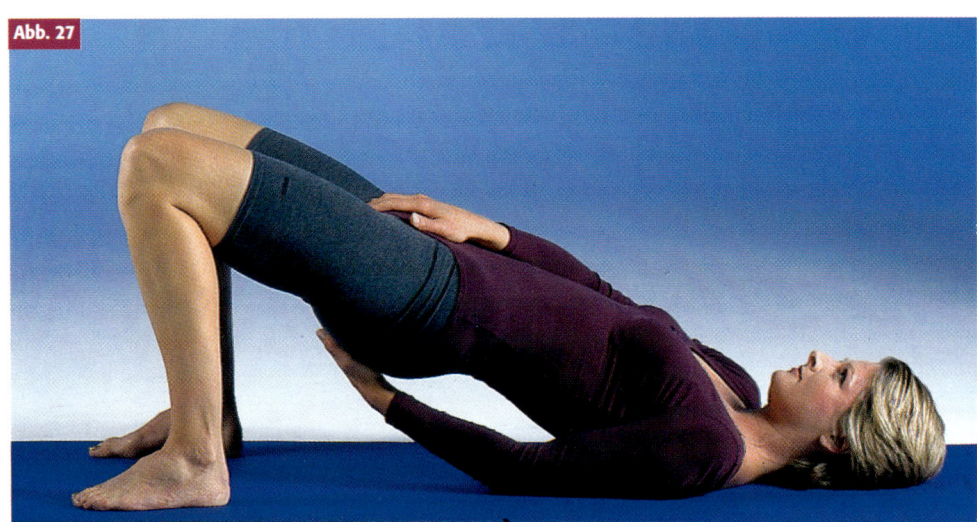

Abb. 27

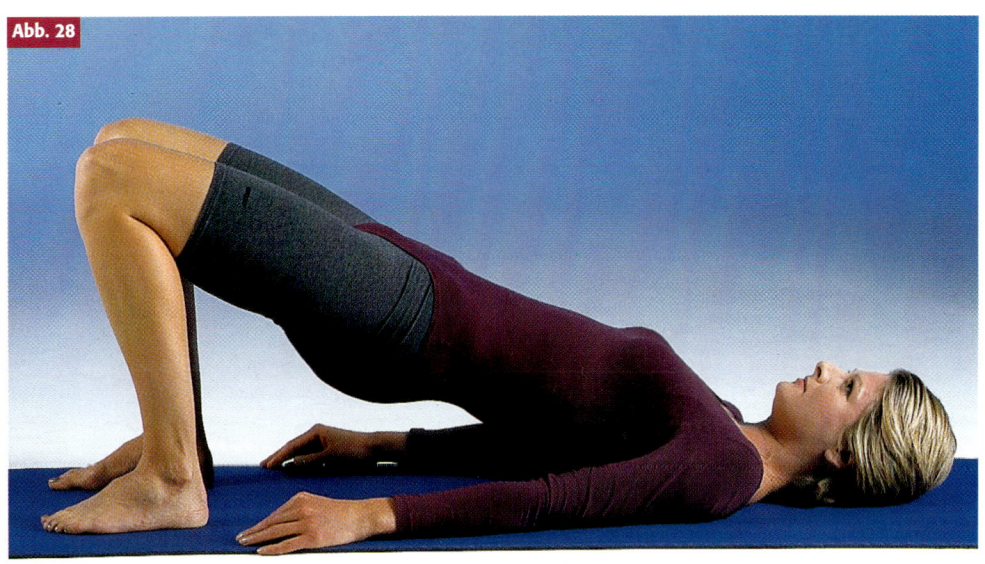

Abb. 28

hochziehen zu wollen. Halten Sie die Spannung so lange wie möglich – wenn Sie meinen, es geht nicht mehr, versuchen Sie zuerst einmal, noch etwas höher zu ziehen, dann bauen Sie die Spannung langsam ab und legen schließlich den Rücken gelöst zurück. Entspannen.

4. Übung:

Nach dieser Anstrengung haben Sie und natürlich Ihr Beckenboden eine Pause verdient (Abb. 29). Legen Sie eine zusammengerollte Decke unter Ihr Becken und lagern Sie Ihre Unterschenkel auf einen Stuhl, einen Hocker oder

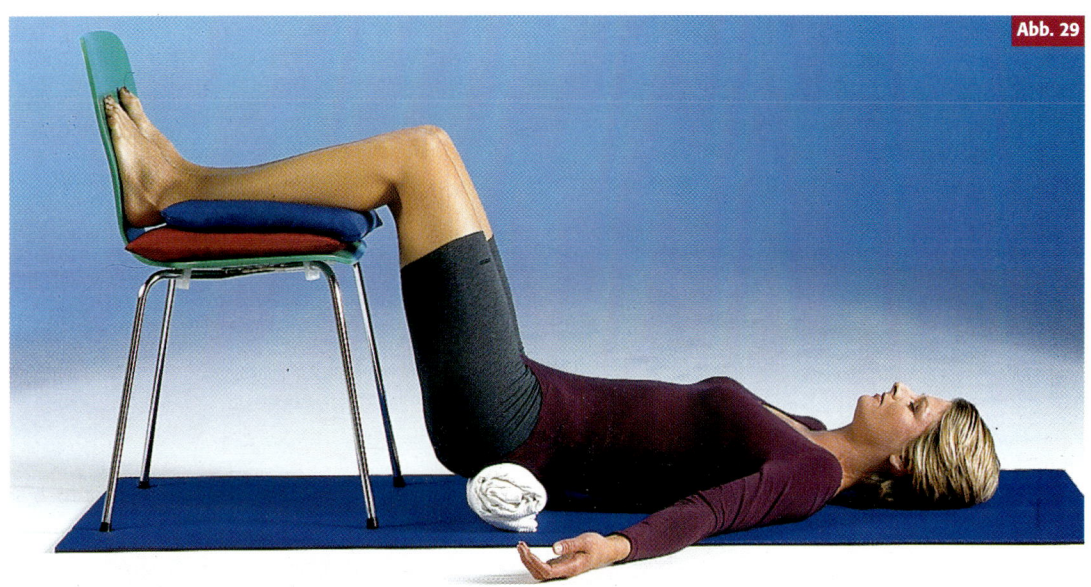

Abb. 29

den Sitzball (Abb. 29). Spüren Sie, wie der gesamte Druck vom Beckenboden verschwindet. Dies ist eine sehr angenehme Entlastungsstellung für den oft so »traktierten« Beckenboden, muss er doch im Stehen und Sitzen immer die ganze Last der inneren Organe und der Eingeweide tragen. Genießen Sie diese Entlastung, die auch den Kreuzbeingelenken und der Lendenwirbelsäule gut tut. Atmen Sie bewusst zum Beckenboden hin ein und aus und betonen Sie die gelöste Ausatmung.

2. Übungsprogramm

In diesem Übungsprogramm stelle ich Ihnen eine der wichtigsten, effektvollsten Übungen vor. Sie kann in den verschiedensten Ausgangsstellungen durchgeführt und vor allem überall im Alltag wiederholt werden, da sie »unsichtbar« ist – beim Telefonieren, im Auto, ja sogar am Arbeitsplatz.
Sie benötigen eine Decke, einen Stuhl oder besser einen Sitzball und evtl. einige Kissen. Die Übung beginnt in

der entlastenden Ausgangsstellung der letzten Übung aus dem 1. Übungsprogramm.

1. Übung: Aufzugübung
In der Rückenlage eine zusammengerollte Decke unter das Becken legen und die Unterschenkel auf einen Hocker oder wenn möglich Sitzball lagern (Abb. 30). Nun spannen Sie den gesamten Beckenboden an, ziehen ihn in Ihrer Vorstellung nach vorne zum Schambein und saugen ihn tief in den Körper hoch. Stellen Sie sich dabei ein Hochhaus vor mit vielen Stockwerken: Sie saugen den Beckenboden bis in den ersten Stock, in den zweiten, dritten, vierten, fünften Stock... Gelingt es Ihnen auch noch, ihn in den sechsten oder sogar siebten Stock zu ziehen? Je häufiger Sie diese Übung machen, umso »höher« werden Sie kommen.
Und vergessen Sie nicht: Alle anderen Muskeln – besonders auch die Gesichtsmuskeln – bleiben locker und entspannt. Der Atem fließt weich und rhythmisch – vielleicht nicht bereits während ihrer ersten Übungsphasen, aber mit der Zeit gelingt auch dies immer mehr.

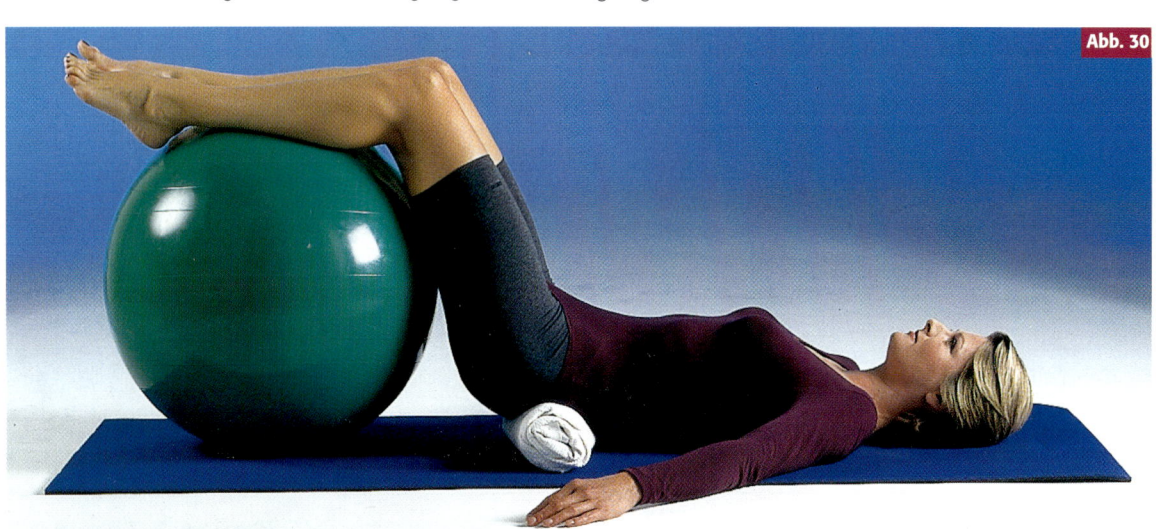

Abb. 30

Zum Schluß den Rücken schwer ruhen lassen und entspannt der Übung nachspüren. Sie können dabei, falls Sie die Beine auf einem Sitzball abgelegt haben, mit den Unterschenkeln den Ball leicht nach rechts und links rollen.

2. Übung: Aufzugübung

• Eine andere, ebenfalls sehr angenehme und beckenbodenentlastende Ausgangsstellung: Knien Sie sich auf die zusammengerollte Decke und stützen Sie den Oberkörper auf die Unterarme auf. Den Hinterkopf können Sie in die aufeinander liegenden Handteller legen (Abb. 31). Machen Sie jetzt die Aufzugübung wie vorher. Nach der stockwerkartigen Anspannung lassen Sie dann die Spannung nicht abrupt, sondern stufenweise los – das ist natürlich um einiges schwieriger. Danach in einer bequemen Lage entspannen.

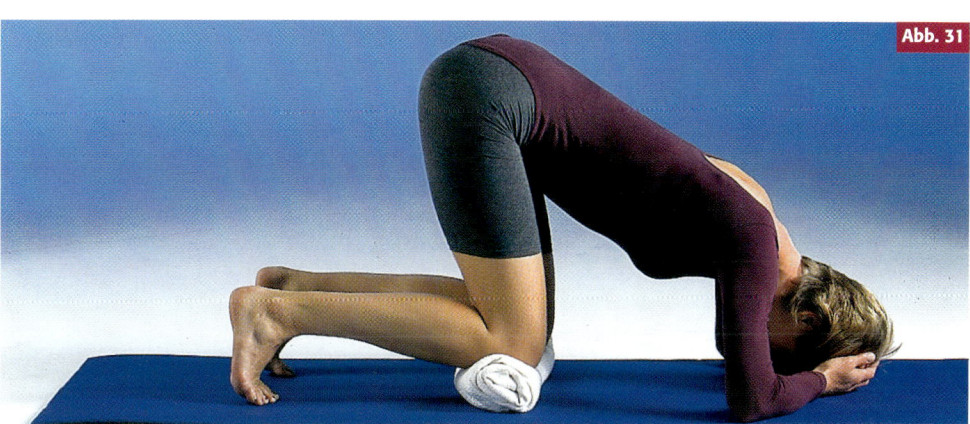

Abb. 31

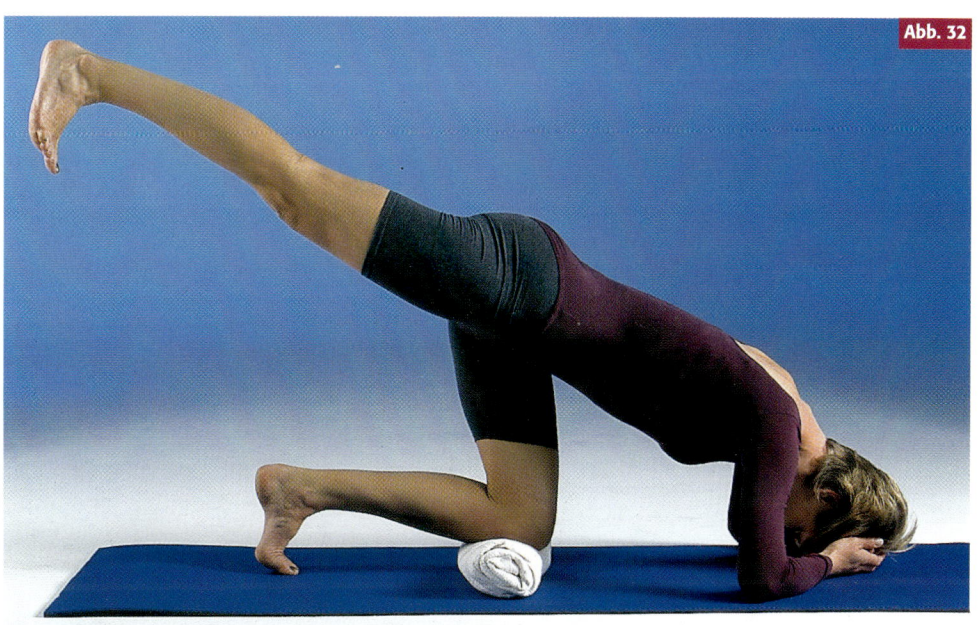

Abb. 32

• Variationen: Aus der vorher beschriebenen Stellung strecken Sie ein Bein, sodass dieses in der Verlängerung des Rückens gehalten wird. Den Fuß dabei anbeugen, die Fußspitze zeigt nach unten. Wichtig: Der gesamte Körper befindet sich von der Ferse bis zum Hinterkopf in einer Linie (Abb. 32). Achten Sie darauf, dass Sie den Kopf nicht nach oben abknicken. Zum Entspannen stellen Sie das Bein wieder auf. Im Wechsel mit dem anderen Bein.

• Noch intensiver: Aus obiger Stellung heraus das gestreckte Bein ein wenig auf und ab wippen. Die Bewegung sollte nur ganz minimal sein.

3. Übung: Aufzugübung

Auch eine sehr angenehme Ausgangsstellung für Rücken und Beckenboden (auch bei Kreuzschmerzen sehr hilfreich): Legen Sie sich entweder über einen Stuhl, auf den Sie weiche Decken oder Kissen gelegt haben, oder über einen Sitzball, sodass das Becken auf dem vorderen Teil des Stuhls oder Sitzballs ruht. Mit den Unterarmen stützen Sie sich auf dem Boden ab. Den Hinterkopf wieder bequem in den Händen ruhen lassen.

Die Unterschenkel heben Sie entweder senkrecht hoch (wobei kein Hohlkreuz entstehen sollte, deshalb die Bauchmuskeln anspannen) oder legen Sie auf einem Stuhl, der hinter dem Ball bzw. dem ersten Stuhl steht, ab (Abb. 33). Jetzt führen Sie wieder die Aufzugübung durch. Danach in einer bequemen Stellung entspannen.

4. Übung: Aufzugübung

Sie sitzen auf einem Stuhl oder Sitzball und wiederholen die Aufzugübung aus der schwierigeren Stellung des Sitzens heraus. Achten Sie dabei wieder auf eine aufrechte Haltung (Abb. 34).

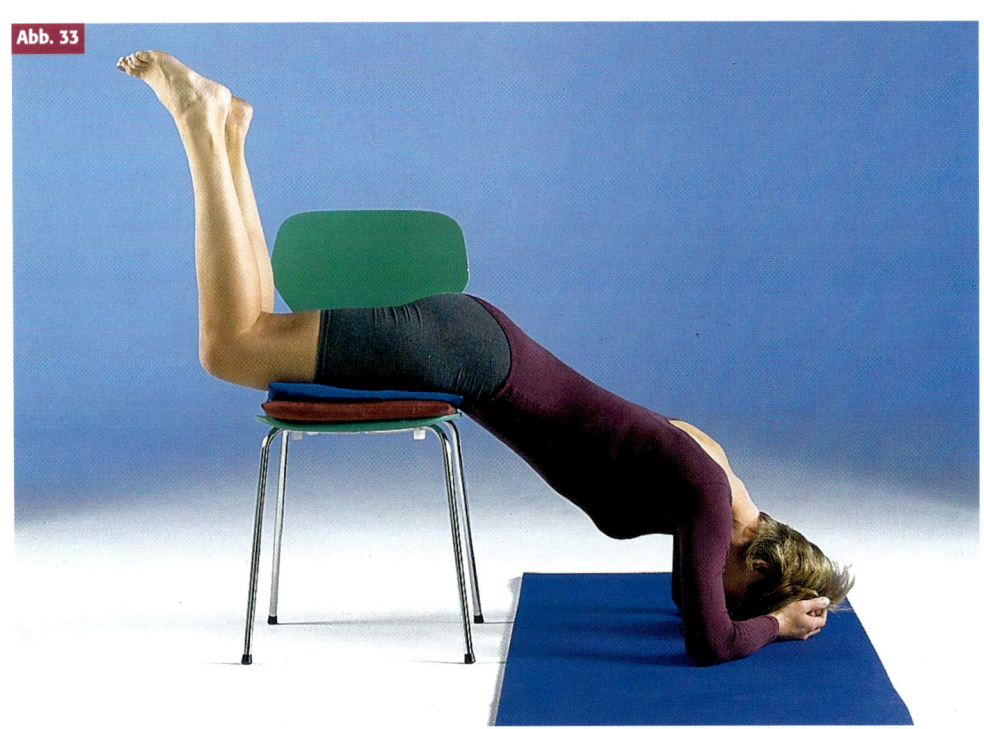

Abb. 33

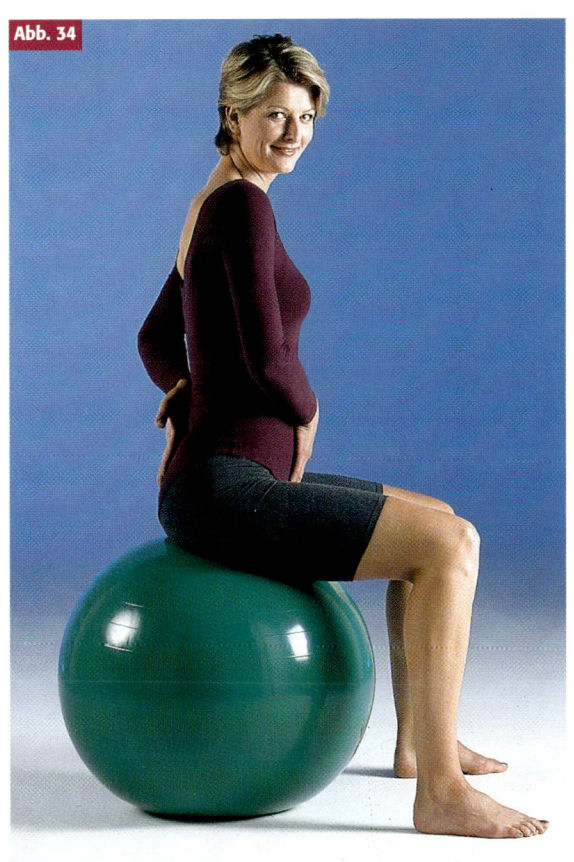

Abb. 34

schwingen, die Wirbelsäule runden, beim Vor- oder Rückschwingen der Arme wieder strecken (Abb. 36).

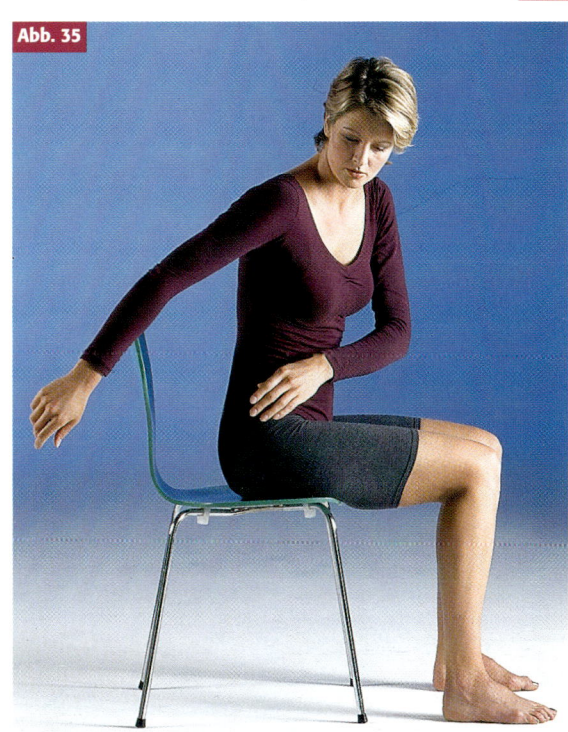

Abb. 35

5. Übung:

Diese Übung erfordert nun schon etwas Koordination. Auch im Alltag sollten wir uns auf die Beckenbodenanspannung konzentrieren können, auch wenn wir gerade etwas anderes erledigen.

• Auf einem Stuhl sitzend zunächst den Beckenboden vorziehen, zusammenschnüren und tief nach innen saugen. Diese Spannung halten, während Sie die Arme abwechselnd an der rechten und linken Körperseite zurück schwingen (Abb. 35). Den Atem locker mitschwingen lassen. Wie viele Schwünge können Sie die Spannung halten?

• Wie oben, jedoch die Wirbelsäule »mitschwingen« lassen: Immer wenn die Arme an der Körperseite vorbei-

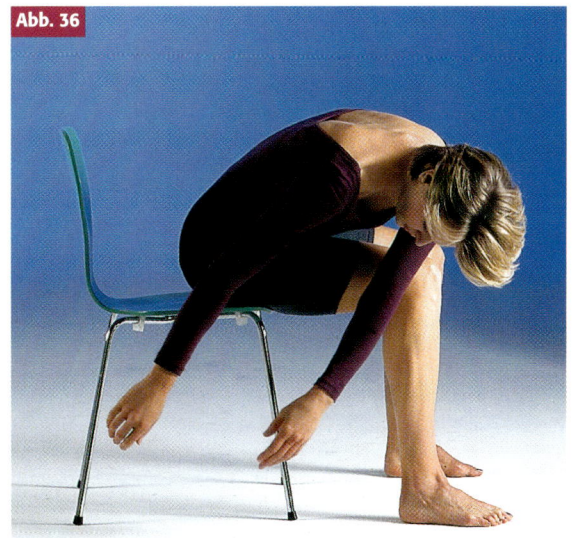

Abb. 36

3. Übungsprogramm

Die meisten Übungen dieses Programms werden in der Rückenlage ausgeführt. Auf einer Gymnastikmatte liegen Sie besonders bequem. Zur Unterlagerung benötigen Sie eine Decke oder einen Sitzkeil, für die letzte Übung einen Stuhl, besser noch einen Sitzball.

1. Übung:
Sie liegen in Rückenlage, beide Beine sind angestellt (Abb. 37, 38).

- Ziehen Sie kurz und immer wieder im Wechsel die oberflächliche hintere und vordere After- bzw. Scheidenmuskulatur an.
- Spannen Sie nacheinander die hintere, dann die vordere, dann die »mittlere« Beckenbodenmuskulatur an. Ziehen Sie dabei das Schambein leicht nach oben.
- Spannen Sie wie oben die Beckenbodenmuskeln an und drücken Sie gleichzeitig das Kreuz kräftig nach unten gegen den Boden. Dadurch werden besonders auch die Bauchmuskeln

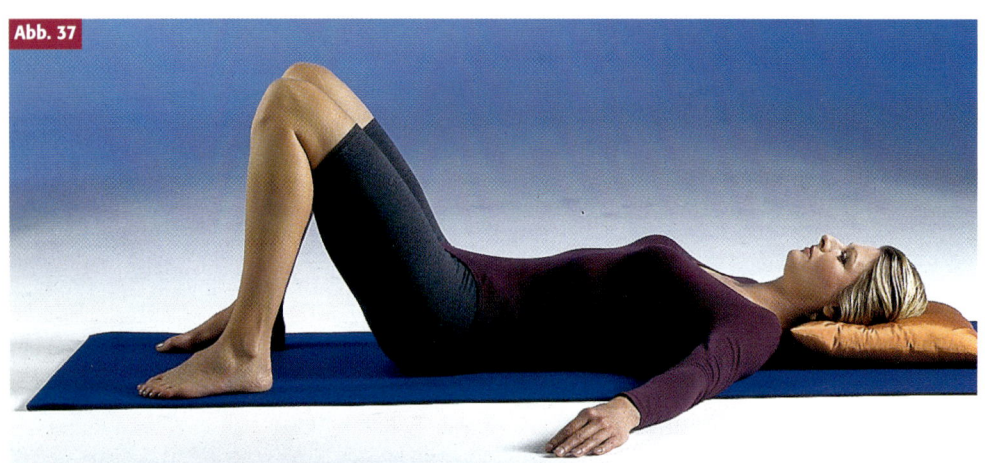

Abb. 37

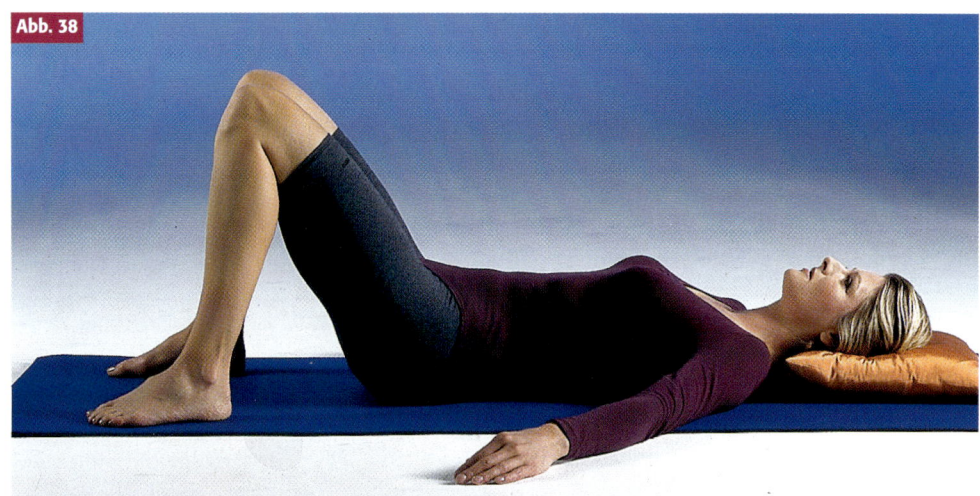

Abb. 38

mobilisiert. Die Spannung möglichst lange halten, weiteratmen, dann loslassen und nachspüren. Nachdem Sie gelernt haben, die Beckenbodenmuskeln zu lokalisieren und diese auch zielsicher anspannen können (sie nicht mit anderen Muskeln verwechseln), können jetzt die Beckenbodenübungen durch das zusätzliche Anspannen der Bauch- und Gesäßmuskeln unterstützt und ihre Wirksamkeit erhöht werden.

2. Übung:

• Rückenlage mit angestellten Beinen, die Hände an die Innenseiten der Oberschenkel legen. Drücken Sie das Kreuz nach unten, spannen Sie die Beckenboden-, Gesäß- und Bauchmuskeln kräftig an und drücken Sie die Oberschenkel nach innen gegen die Hände. Es kommt dabei nicht zu einem Bewegungsausschlag. Während Sie den Atem fließen lassen, halten Sie die Spannung möglichst lange an; dann entspannen (Abb. 39).

• Wie vorher, jedoch zusätzlich die Hände überkreuzen und den Kopf leicht anheben (Abb. 40).

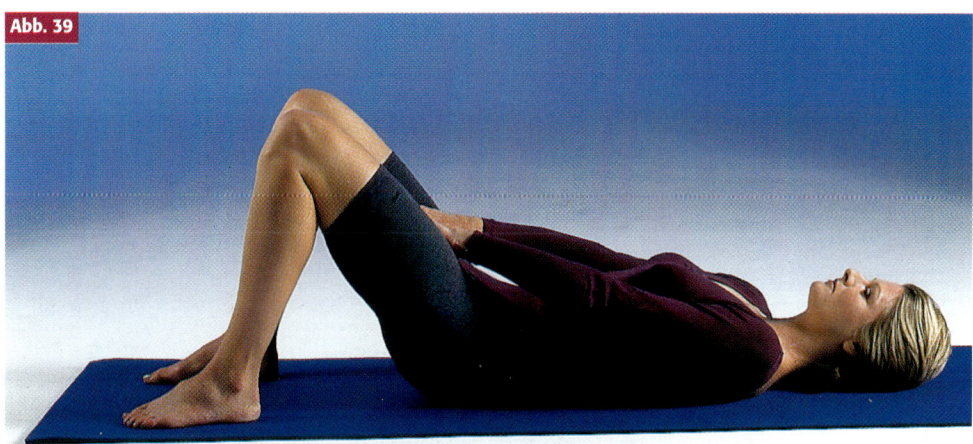

Abb. 39

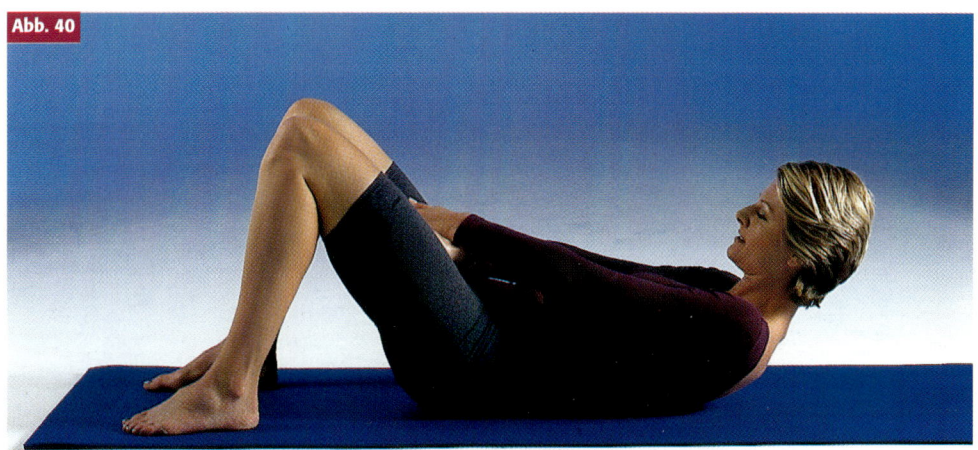

Abb. 40

3. Übung:

• Rückenlage mit angestellten Beinen. Atmen Sie bewusst zum Beckenboden und Bauch hin ein – dabei darf ein leichtes Hohlkreuz entstehen (Abb. 41). Dann das Kreuz nach unten drücken, die Beckenboden-, Bauch- und Gesäßmuskulatur kräftig anspannen und das Schambein leicht hochziehen (Abb. 42).

Die Spannung so lange halten; wie Sie ausatmen können. Dann von neuem beginnen.

• Die gleiche Übung mit durch eine Decke oder einen Sitzkeil unterlagertem Becken durchführen (Abb. 43). Erspüren Sie den Unterschied zwischen »normal« abgelegtem und unterlagertem Becken.

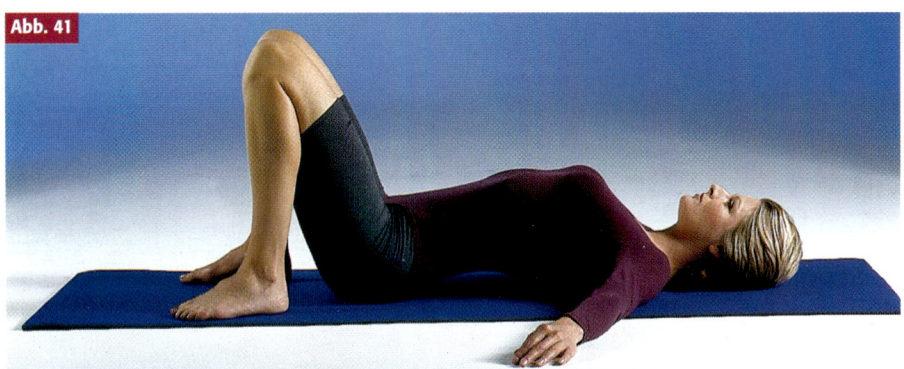

Abb. 41

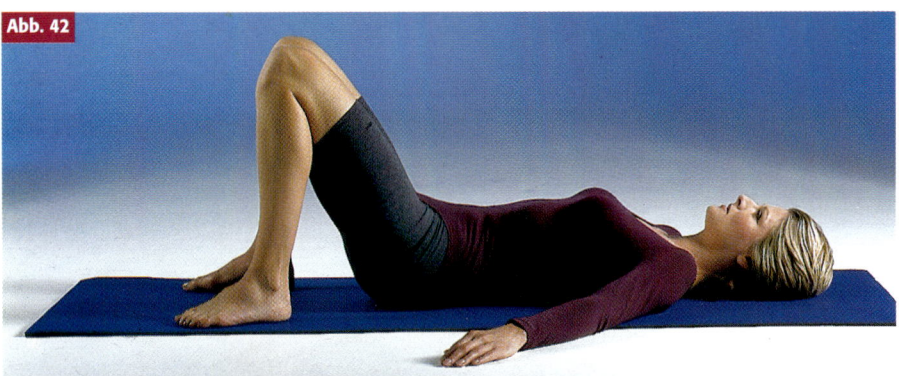

Abb. 42

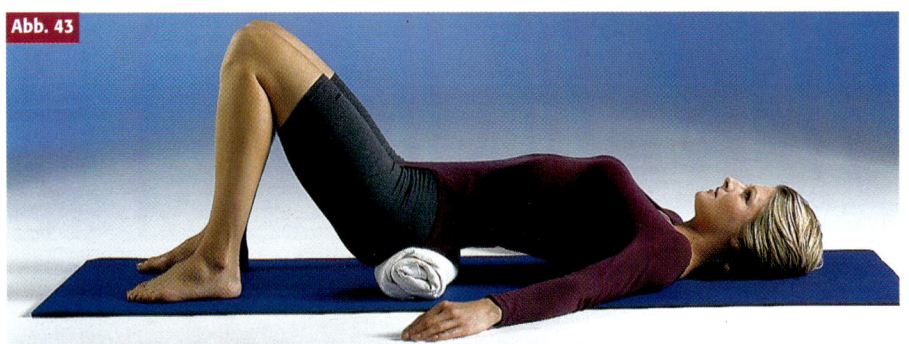

Abb. 43

4. Übung:

Diese Übung ist eine sehr hilfreiche Wahrnehmungsübung für den gesamten Beckenbereich. Außerdem löst sie starke An- bzw. Verspannungen. Wenn wir sehr viel Ärger hinunterschlucken und den Atem anhalten, verursachen wir dadurch oft ein verkrampftes Zwerchfell bzw. einen verspannten Beckenbereich – übrigens auch ein häufiger Grund von Frigidität bei Frauen. Sie haben dann innerlich »zugemacht« und müssen erst wieder lernen, sich zu öffnen, loszulassen. Verspannen kann sich durchaus auch ein schwacher Muskel.

• In der Rückenlage, beide Beine angestellt: Stellen Sie sich unter Ihrem Becken ein Zifferblatt mit den Ziffern 3, 6, 9, 12 vor. Wiegen Sie Ihr Becken locker und gelöst zwischen der 12 und der 6 vor und zurück. Das Gewicht ruht dabei einmal im Lendenbereich, einmal auf dem Steißbein (Abb. 44).

• Wiegen Sie Ihr Becken nun zwischen der 3 und der 9 hin und her. Das Gewicht wechselt dabei von einer Gesäßhälfte zur anderen (Abb. 45).

• Nun versuchen Sie mit Ihrem Becken, jede Stunde »anzutippen«. Spüren Sie jede minimale Gewichtsverlagerung, aber bleiben Sie dabei gelöst; auch der Atem soll ruhig und fließend strömen, nicht etwa abgehackt. Wechseln Sie zwischendurch auch die Richtung der Beckenbewegung.

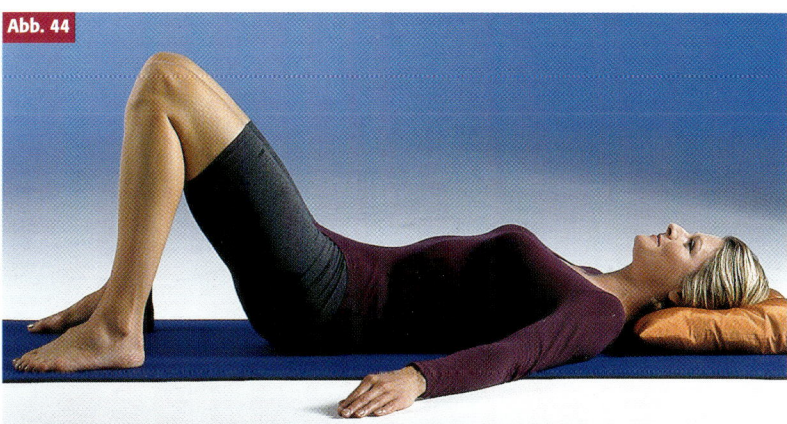

Abb. 44

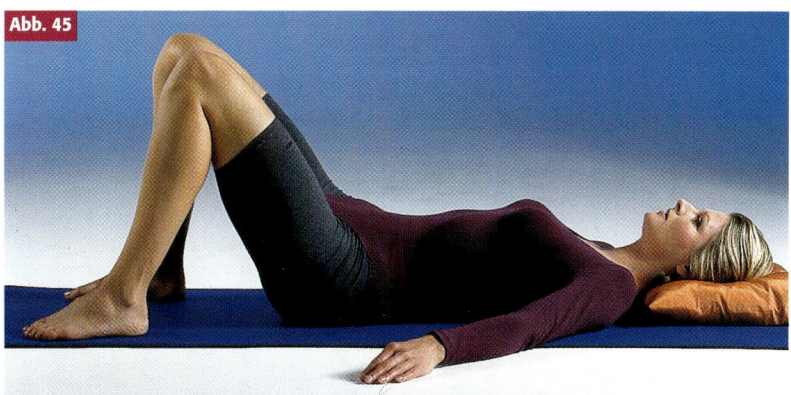

Abb. 45

5. Übung:

Die letzte Übung können Sie auch sehr gut im Sitzen auf einem Stuhl oder auf einem Sitzball wiederholen (Abb. 46). Auch im Vierfüßlerstand können Sie sie ausprobieren. Der Entspannungseffekt wird mit der Zeit immer tiefer.

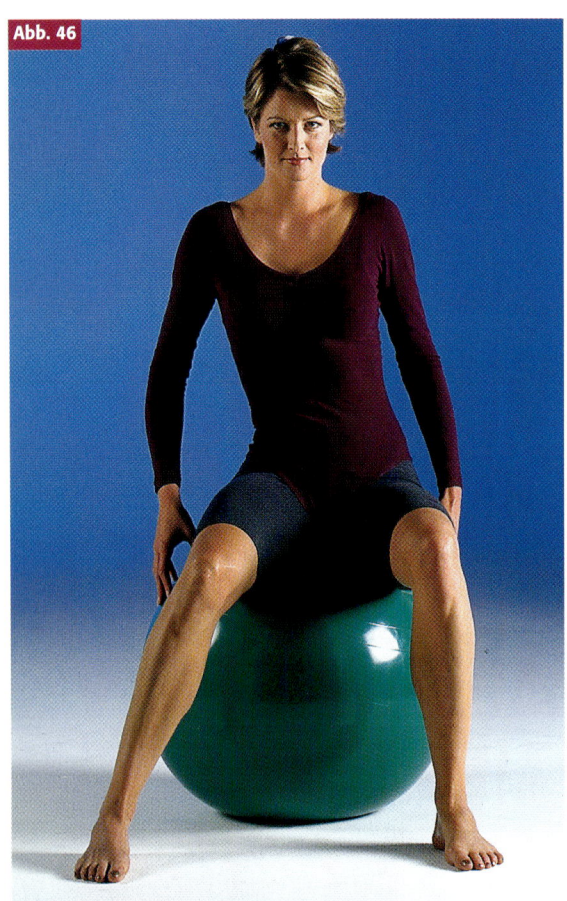

Abb. 46

4. Übungsprogramm

Sie brauchen einige Kissen oder eine Decke. Für den Ball, den Sie in der 4. Übung benötigen, eignet sich am besten ein großer Noppenball, der gleichzeitig eine massierende Wirkung hat.

1. Übung:

Diese Übung ist für den Beckenboden sehr wirkungsvoll und sollte nicht nur in diesem Übungsprogramm, sondern immer mal wieder ausgeführt werden. Sie unterstützt auch die Lendenwirbelsäule.

• In der Rückenlage die Fußgelenke überkreuzen (Abb. 47). Die Arme entweder locker neben dem Körper ablegen oder hinter dem Kopf verschränken. Die Außenseite der Füße kräftig gegeneinander drücken, während Sie langsam ausatmen. Spüren Sie, wie dabei auch der Gesäßmuskel aktiviert wird? Spannen Sie ihn bewusst noch mehr an. Besonders die Kräftigung des Afterschließmuskels ist in dieser Stellung besonders gut möglich und wahrnehmbar. Die Spannung so lange anhalten, wie Sie ausatmen können. Dann gelöst einatmen. Danach ziehen Sie ein Knie nach dem anderen zum Bauch (Abb. 48). Pressen Sie die Knie nicht zusammen, sondern lassen Sie sie locker hüftbreit auseinander ruhen. Spüren Sie die Dehnung im Gesäß- und Lendenbereich? Nach der vorhergehenden Anspannungsübung tut diese Dehnung besonders gut. Atmen Sie dabei gelöst zum Beckenboden hin ein und aus. Bei der Wiederholung die Füße andersherum überkreuzen.

• Wie vorher, jedoch die Füße gegeneinander pressen, den Gesäß- und Afterschließmuskel anspannen und die Lende gegen den Boden drücken. Versuchen Sie dabei in Ihrer Vorstellung, das Steißbein zwischen den Beinen nach vorne zu ziehen.

• Wenn Sie schon etwas geübter sind, halten Sie die Anspannung 2–3 Atemzüge lang aus (dabei also ein- und ausatmen), setzen dann die Füße auf und ziehen anschließend die Knie nacheinander zum Bauch, um die untere Rückseite zu dehnen (Abb. 48).

- Eine weitere Variation dieser Übung für besonders Geübte: Wie vorher die Fußgelenke gegeneinander pressen, das Gesäß anspannen, dann das Becken vom Boden abheben. Danach ent- spannt zurücklegen und ein Knie nach dem anderen zum Bauch ziehen. Die Dehnung so lange wirken lassen, wie es Ihnen gut tut. Dabei gelöst zum Beckenboden hin ein- und ausatmen.

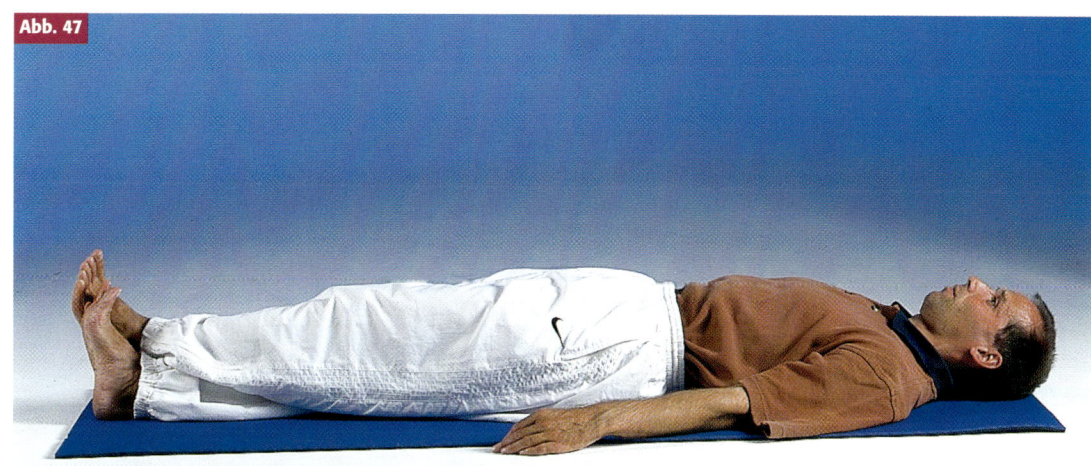

Abb. 47

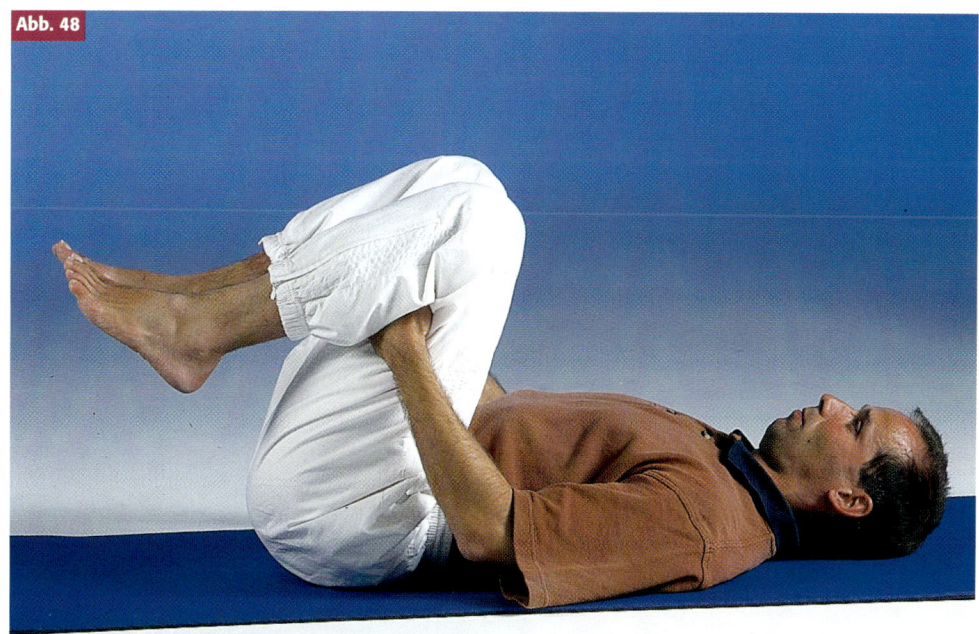

Abb. 48

2. Übung:

• Rückenlage mit gestreckten Beinen. Sie können die Arme wiederum entweder gelöst neben dem Körper ablegen oder die Hände hinter dem Kopf verschränken. Das dehnt dann zusätzlich den Brustkorb. Probieren Sie beide Stellungen aus – bei der zweiten drücken Sie die Ellenbogen ruhig etwas nach unten, das verstärkt die oftmals angebrachte Brustkorbdehnung.

• Ziehen Sie die Fußspitzen hoch. Die rechte Ferse weit nach vorne wegschieben, dabei ausatmen (Abb. 49). Danach das Bein gelöst zurückgleiten lassen.

Seitenwechsel. Anschließend die rechte Beckenhälfte während der Ausatmung in Richtung Rippen hochziehen (Abb. 50). Dann wieder zurückgleiten lassen und das gleiche mit der anderen Beckenseite wiederholen. Nach einigen Wiederholungen nachspüren. Wie fühlt sich ihr gesamter Beckenbereich nach dieser Übung an?

• Wie vorher, jedoch beim Hochziehen einer Beckenhälfte ganz bewusst die Lende nach unten drücken und die Beckenbodenmuskeln anspannen.

• Wie vorher, Sie heben aber Ihren Kopf leicht mit an (Abb. 51).

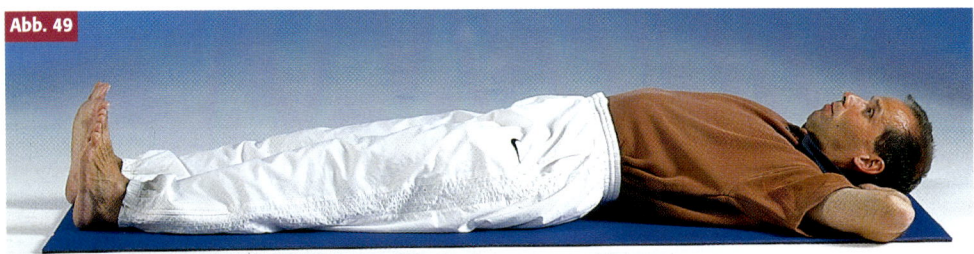
Abb. 49

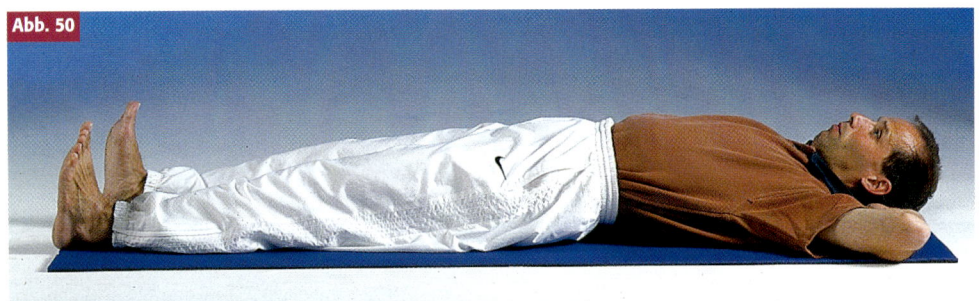
Abb. 50

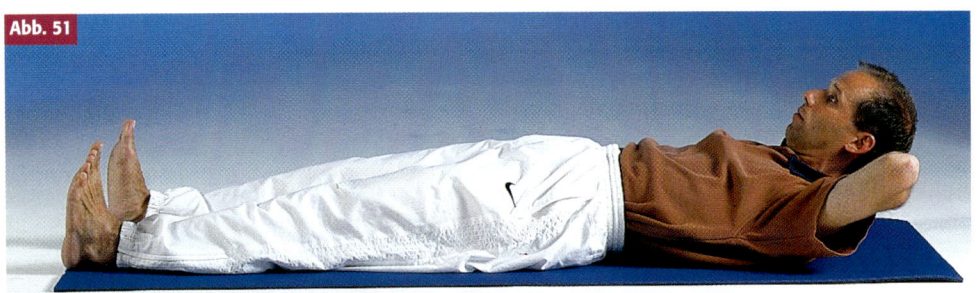
Abb. 51

3. Übung:

Zur Entspannung und Lockerung heben Sie die Beine an und strecken sie senkrecht nach oben, so gut es Ihnen möglich ist (Abb. 52). Die Beine müssen nicht ganz durchgestreckt sein. Dann die Beine in kleinen Schüttelbewegungen auslockern. Dazwischen ab und zu abstellen, dann wiederholen.

besten diesen – unter Ihr Becken.

• Lassen Sie die Fersen etwa hüftbreit auseinander an der Wand ruhen, die Knie sind dabei nicht überstreckt (Abb. 53). Nehmen Sie sich Zeit, die angenehme Stellung zu genießen. Beckenboden und Kreuz sind in dieser Lage völlig entlastet. Die Bronchien werden gut durchblutet.

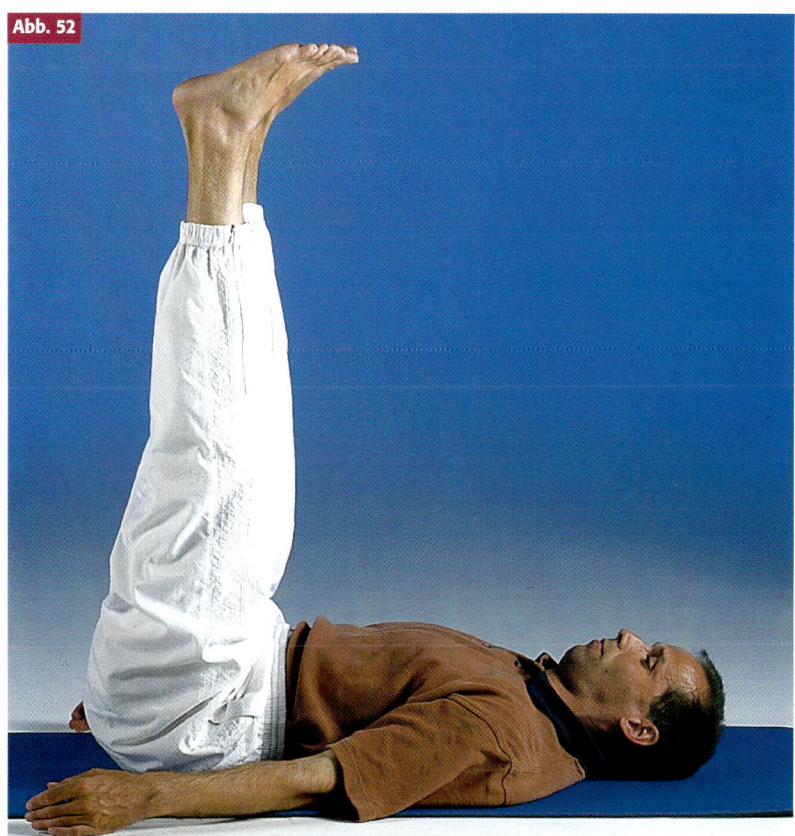

Abb. 52

4. Übung:

Jetzt benötigen Sie einen festen Ball oder eine fest zusammengerollte Decke. Legen Sie sich mit dem Gesäß nah vor eine Wand, sodass Sie die Beine daran nach oben strecken können. Legen Sie den Ball – falls Sie einen großen Noppenball haben, am

• Jetzt überkreuzen Sie die Fußgelenke, atmen langsam aus und drücken die Fußaußenkanten kräftig gegeneinander (Abb. 54). Gleichzeitig die Gesäß- und Beckenbodenmuskeln anspannen und nach innen ziehen. Der Bauch wird ganz flach. Danach entspannen und die Fersen wieder hüftbreit abstützen.

Beim nächsten Mal die Füße andersherum überkreuzen. Abschließend
legen Sie sich »normal« mit angestellten
Beinen auf den Boden und spüren der
Übung nach.

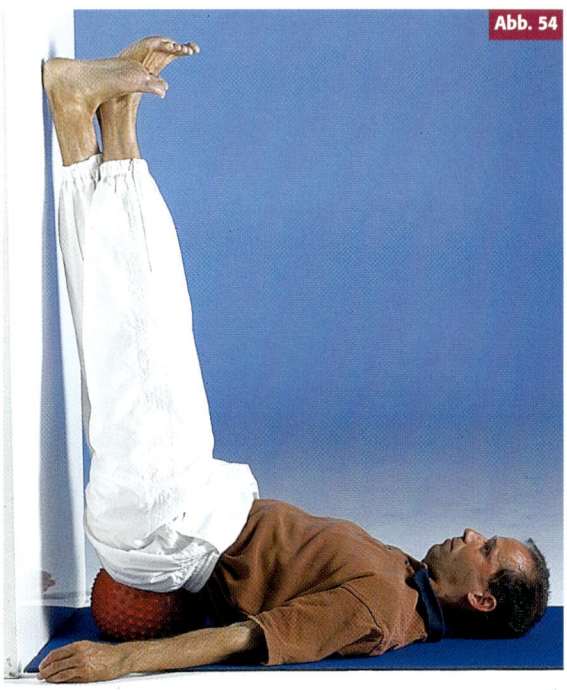

Abb. 54

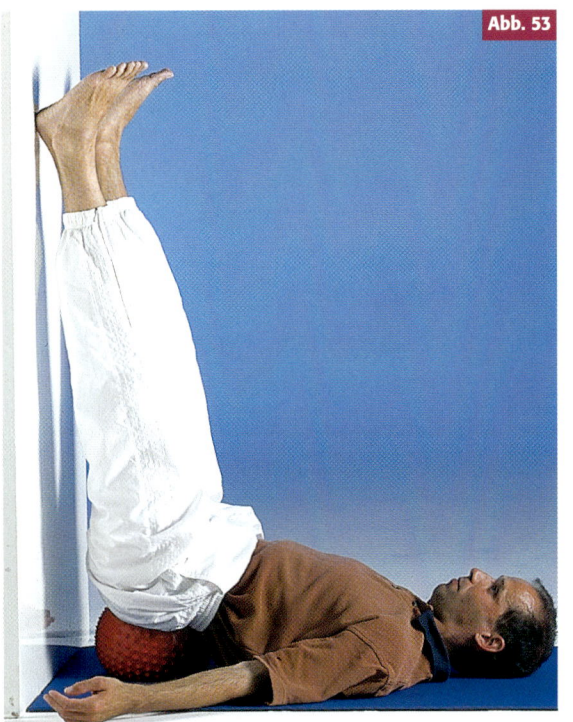

Abb. 53

5. Übung:

Auch eine sehr angenehme Entspan-
nungslage bzw. Entlastungsstellung für
den Beckenboden: Legen Sie sich
bäuchlings über 2–3 Kissen oder eine
zusammengerollte Decke. Der Kopf
ruht auf den Händen (Abb. 55).

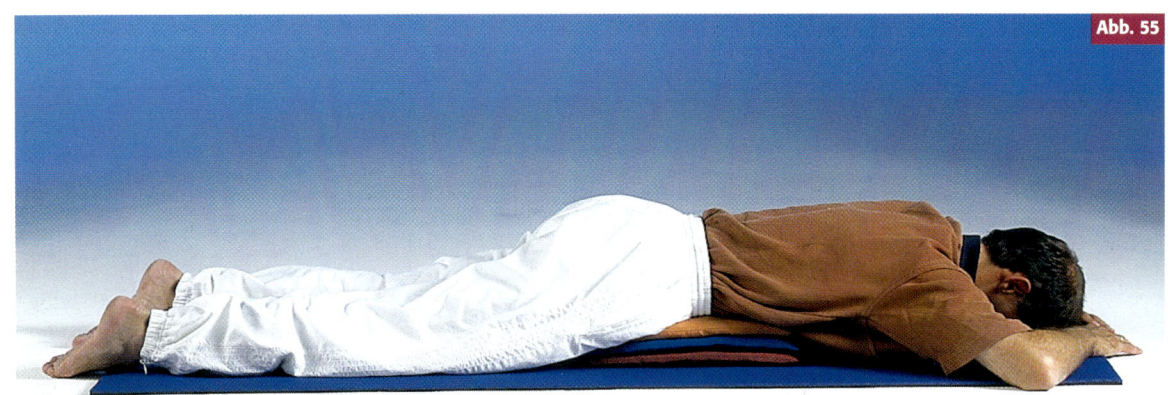

Abb. 55

5. Übungsprogramm

An Geräten – vielmehr Einrichtungs-
gegenständen – wird verwendet: ein
Tisch oder Bett, Stuhl, Hocker oder
Sitzball, ein Stab oder Besenstiel und
nach Bedarf eine Decke oder mehrere
Kissen.

1. Übung:
• Federn Sie im Stand auf der Stelle,
abwechselnd mit dem rechten und

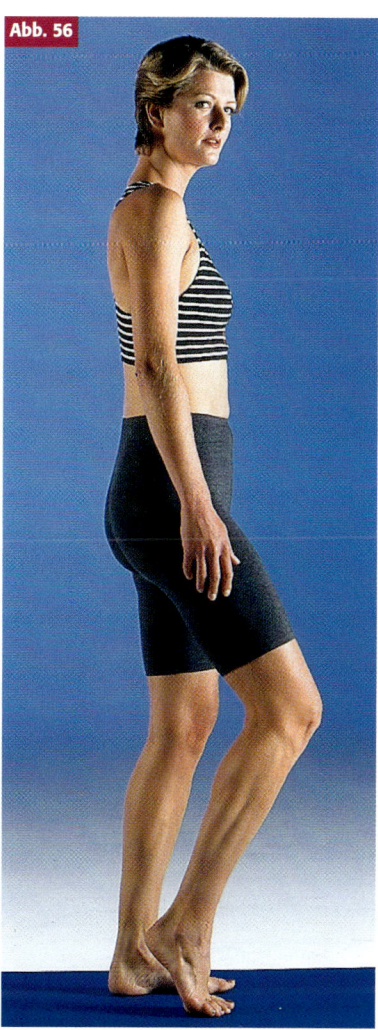

Abb. 56

linken Fuß 4-mal (Abb. 56). Drücken
Sie dabei jeweils einen Fuß kräftig hoch
auf die Zehenspitze. Bei dieser Bewegung spannen Sie jedesmal die Beckenbodenmuskeln ein bisschen mehr an
und saugen sie nach innen oben.
• Versuchen Sie auch, die Becken-
bodenspannung 6–8 Fußfederungen
lang auszuhalten. Oder gelingt es Ihnen
noch länger?
• Gehen Sie so lange federnd durch
das Zimmer (durch den Garten/eine
Wiese etc.), wie Sie die Beckenboden-
spannung halten können. Dann jedesmal kurz stehen bleiben, entspannen,
tief ein- und ausatmen.

2. Übung:
Jetzt benötigen Sie den Besenstiel oder
Stab. Stellen Sie diesen senkrecht vor
sich und halten Sie ihn mit gestreckten
Armen etwa in Schulterhöhe fest. Die
Knie beugen, jedoch den Rücken gerade lassen (Abb. 57).
• Spannen Sie die Beckenbodenmuskeln kräftig an, saugen Sie sie nach
oben und stellen Sie sich auf die Zehenspitzen (Abb. 58). Die Spannung möglichst lange halten, dabei entweder ausatmen oder gelöst weiteratmen. Dann
die Fußsohlen wieder locker aufsetzen
und die Beine strecken. Erholen Sie
sich einen Moment und beginnen Sie
dann von neuem.
• Wie vorher. In der Endstellung, wenn
die Knie gebeugt und die Fersen angehoben sind, ziehen Sie jetzt die rechte
Beckenhälfte in Richtung zu den Rippen
hoch (Abb. 59). Etwa 6–10 Sekunden
aushalten, dann senken, wenn möglich
genauso die andere Seite (ansonsten
dazwischen entspannen), dann entspannen. Die Länge der Anspannung
kann gesteigert werden.
• Wie vorher, diesmal in der Endstellung jedoch abwechselnd den rechten
und linken Fuß einige Male leicht an-

heben und die Spannung 6–10 Sekunden halten. Die Übung kann aber auch fließend im schnellen Wechsel durchgeführt werden.

Abb. 57

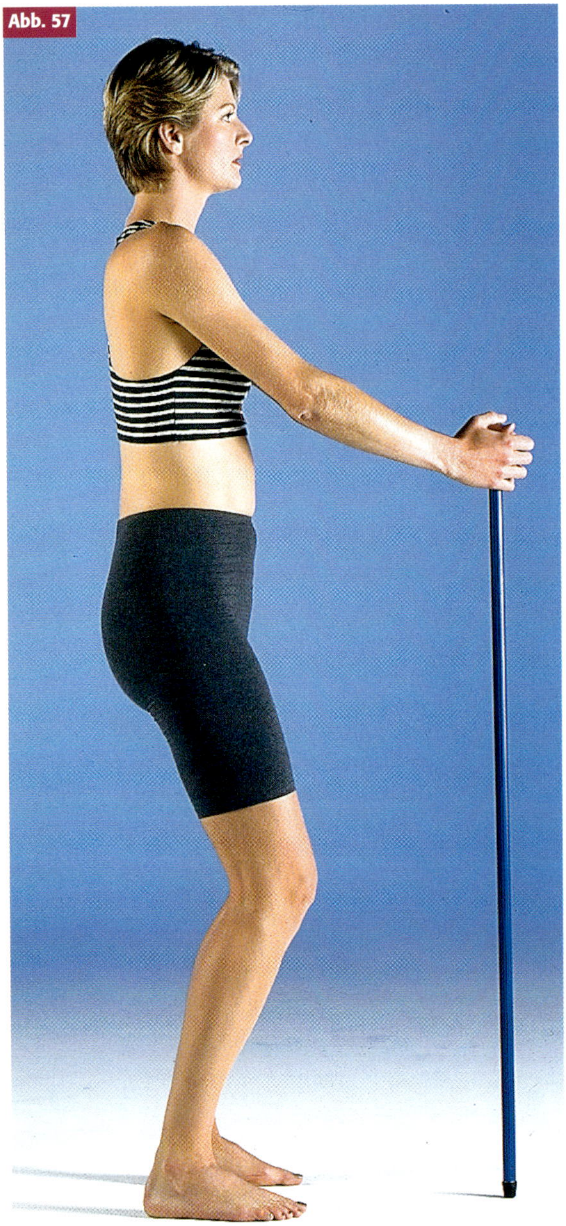

Abb. 58

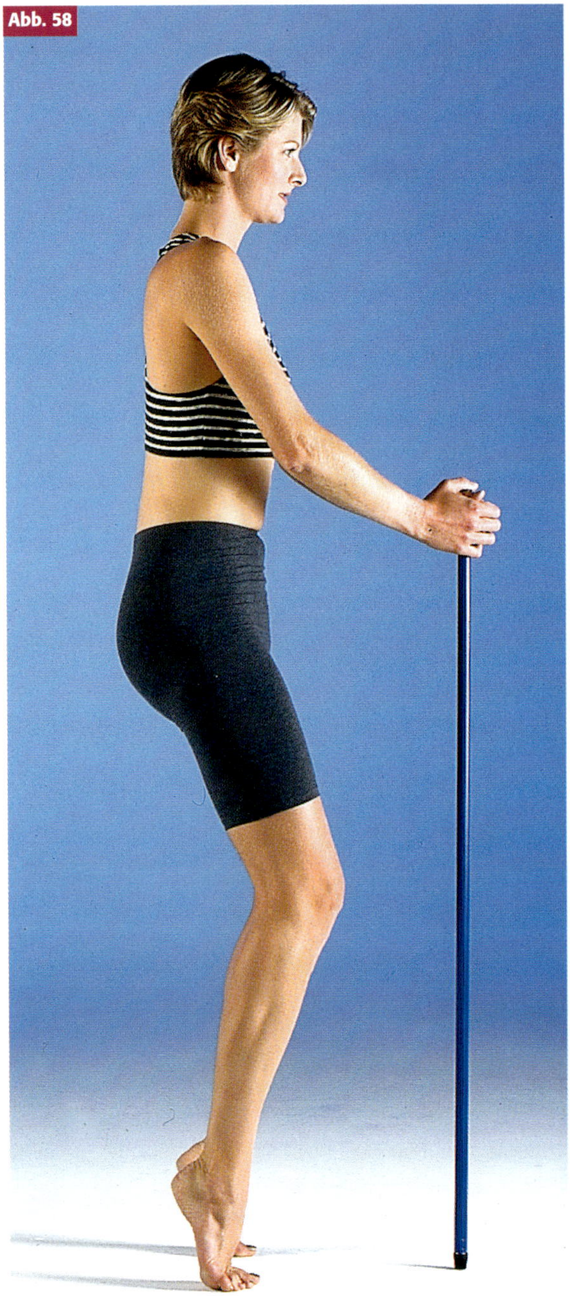

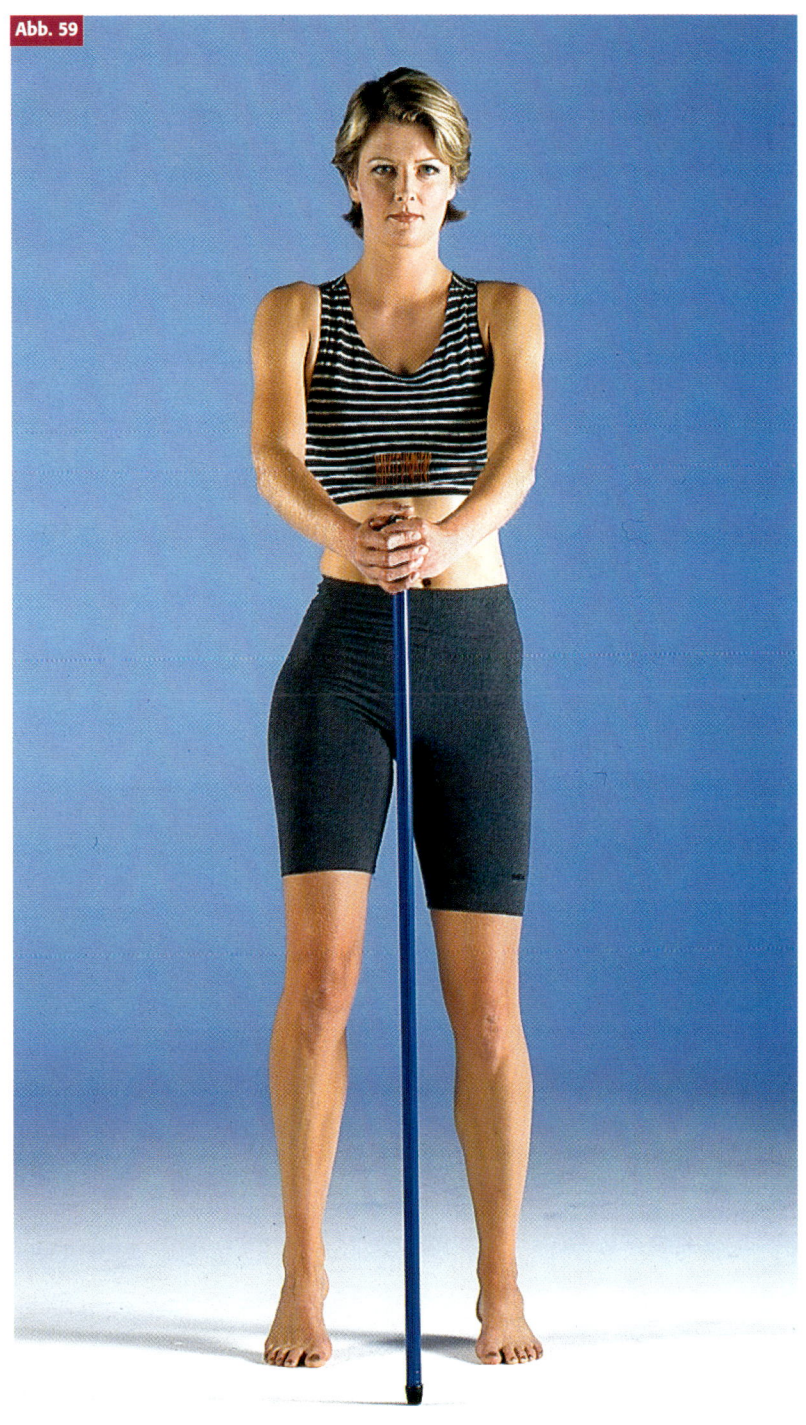

Abb. 59

3. Übung:

Nun haben Sie eine Atempause verdient und Ihr Beckenboden eine Entlastungsstellung. Dafür zunächst zwei Möglichkeiten:

• Legen Sie sich über einen Tisch oder ein Bett, sodass das Becken in etwa mit der Kante abschließt. Lassen Sie dann den Oberkörper schwer nach unten hängen. Bei einem Tisch können Sie davor einen Hocker, Stuhl oder den Sitzball platzieren, sodass Sie die Unterarme locker darauf ablegen können; bei einem Bett erreichen Sie mit den Unterarmen den Boden. Genießen Sie zuerst diese Entspannungshaltung (Abb. 60).

Atmen Sie dabei aus und halten Sie so lange die Spannung, wie Sie ausatmen können; dann loslassen und wieder einatmen.

• Wenn Sie auf einem Sitzball liegen, können Sie noch eine nette Übung anhängen: Stützen Sie sich vor dem Ball mit den Händen ab. Dann rollen Sie mit den Knien den Sitzball bis zu den abstützenden Händen nach vorne. Den Kopf dabei etwas zum Ball heranziehen (Abb. 61). Spüren Sie zunächst nur die Entlastung im Lenden- und Beckenbereich und atmen Sie dorthin bewusst ein und aus. Dann spannen Sie die Beckenbodenmuskeln an und

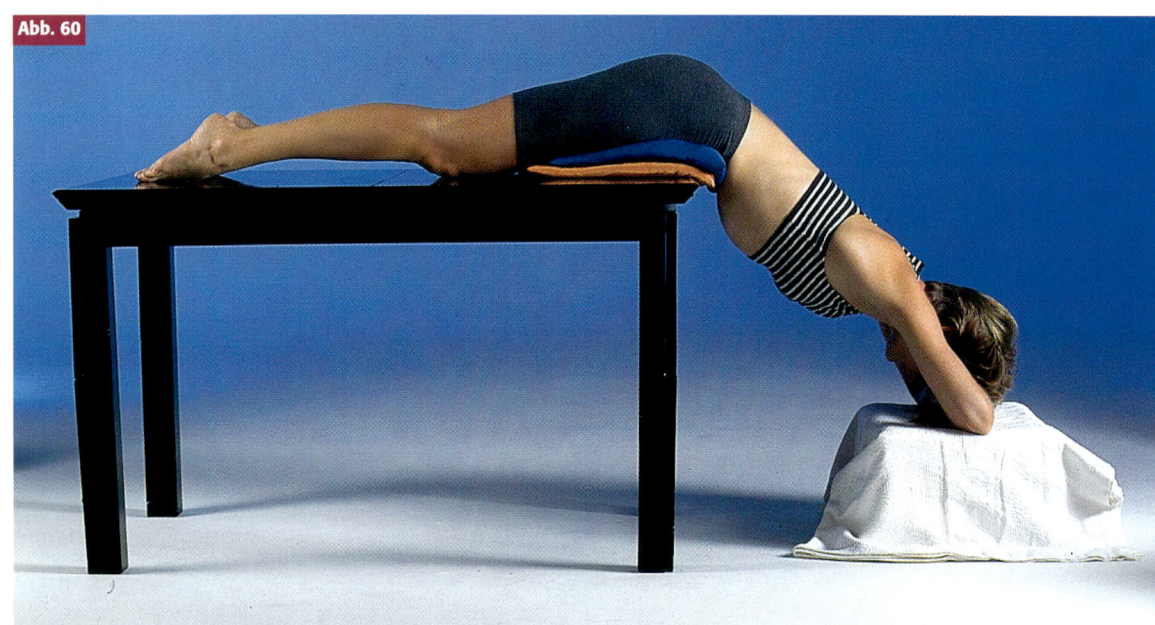

Abb. 60

• Alternativ legen Sie sich über einen Sitzball oder einen Stuhl, auf den Sie Kissen gelegt haben.

• Aus beiden Stellungen heraus können Sie folgende Kräftigungsübung machen: Spannen Sie Beckenboden-, Bauch- und Gesäßmuskulatur an und versuchen Sie, das Schambein oder die unterste Rippe vorne hochzuziehen.

saugen sie in sich hinein, sodass eine Höhlung im Bauchbereich entsteht. Danach die Spannung loslassen und mit den Knien zurückrollen, bis der Ball wieder unter den Oberschenkeln liegt (Abb. 62). Sie können jetzt die Beine wie ein Brett anspannen und auf dem Ball leicht auf und ab hüpfen. Dann ganz zurückrollen und tief durchatmen.

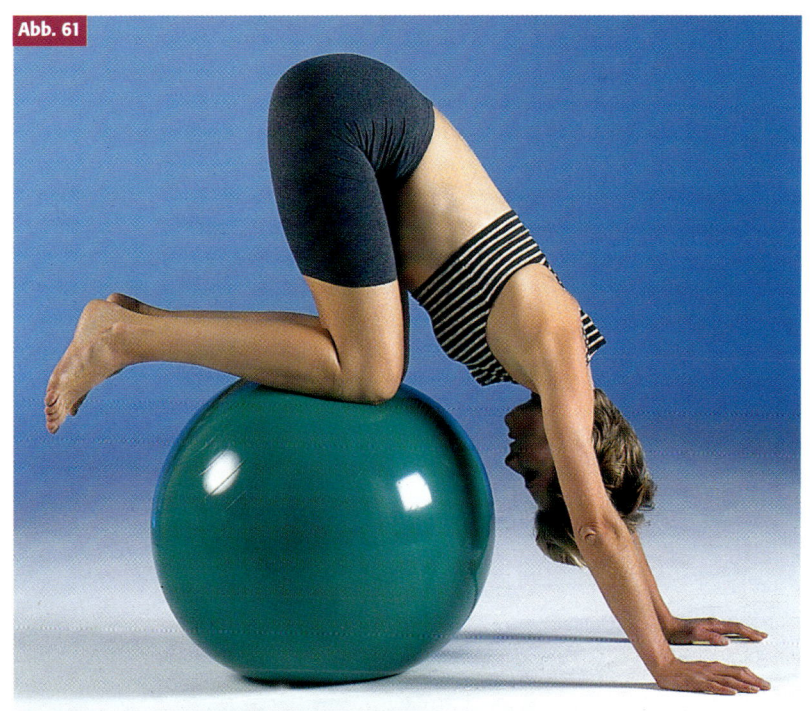

Abb. 61

Abb. 62

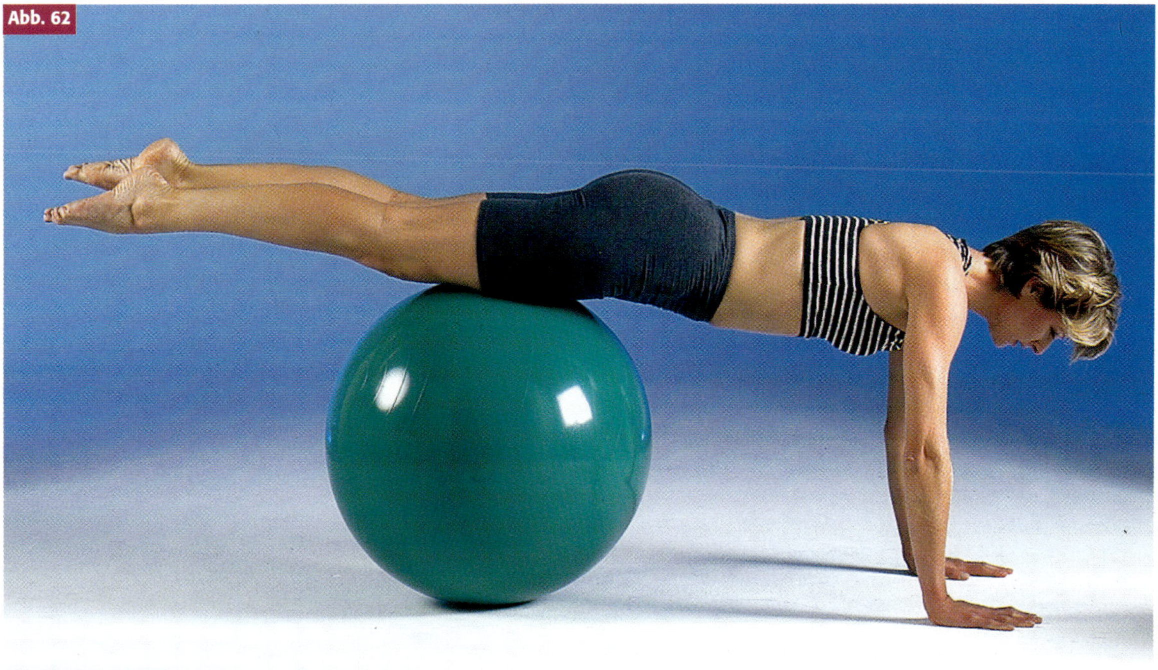

4. Übung:

- Legen Sie sich bäuchlings auf den Tisch oder auf einen Stuhl, besser noch auf zwei Stühle, die hintereinander stehen. Bei einem Tisch strecken Sie die Arme nach vorne und halten sich rechts

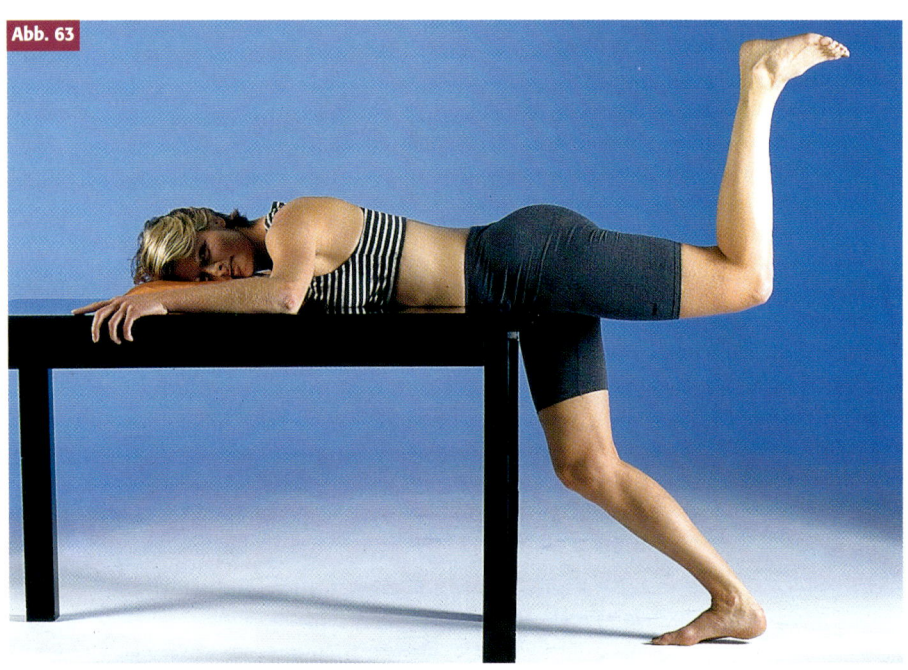

Abb. 63

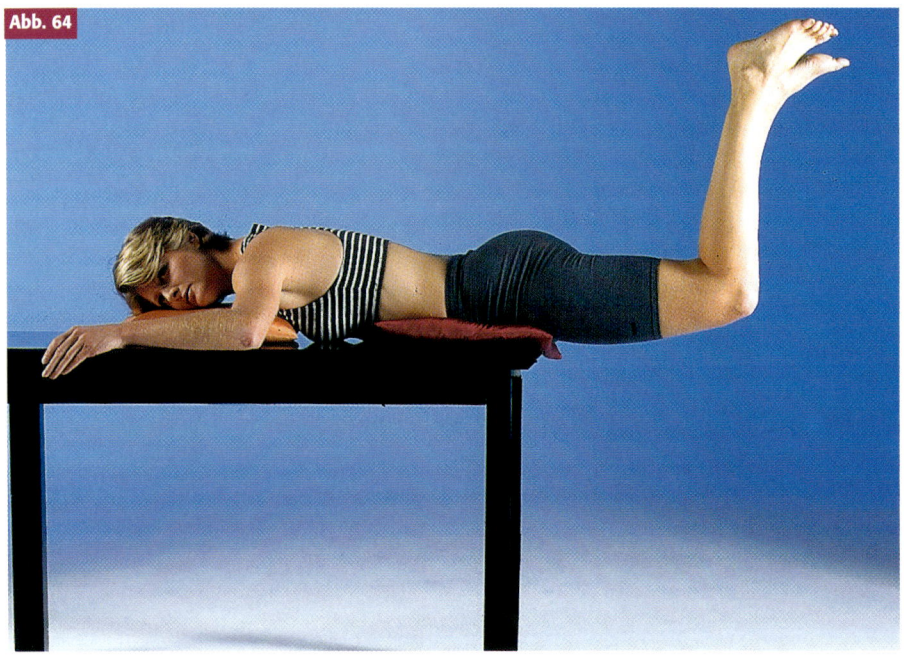

Abb. 64

und links an den Tischkanten fest, bei einem oder zwei Stühlen halten Sie sich vorne an den Stuhlbeinen fest. Wenn Sie über einem Tisch liegen, stehen die Zehenspitzen auf dem Boden, bei einem Stuhl sind es die Knie. Dann heben Sie ein Bein an, sodass der Unterschenkel senkrecht nach oben zeigt (Abb. 63). Drücken Sie jetzt die Fußsohle in Richtung Zimmerdecke und spannen Sie bewusst die Beckenboden- und Gesäßmuskeln dabei an. Halten Sie die Spannung mindestens 10 Sekunden; dann das Bein wieder gelöst senken. Im Wechsel mit dem anderen Bein üben. Falls die Tisch- oder Stuhlkante im Beckenbereich drückt, eine Decke oder ein Kissen unterlegen.

• Die gleiche Übung wie vorher, aber beide Unterschenkel gleichzeitig nach oben drücken (Abb. 64). Kein Hohlkreuz machen, die Muskeln gut anspannen.

• Die gleichen Übungen können Sie natürlich auch auf dem Sitzball turnen, indem Sie bäuchlings auf ihm liegen und vorne die Hände, hinten die Zehen aufstützen. Die Knie sind dabei etwas über dem Boden.

5. Übung:

Suchen Sie eine besonders entspannende Entlastungshaltung auf: Entweder legen Sie sich bäuchlings über den Sitzball (Abb. 65), über einen Stuhl, auf dem weiche Kissen liegen, oder über einen auf dem Boden aufgetürmten Kissenberg. Der Kissenberg oder auch eine große zusammengerollte Decke sollte unter dem Becken liegen. Ein Hohlkreuz wird so ausgeglichen.

Abb. 65

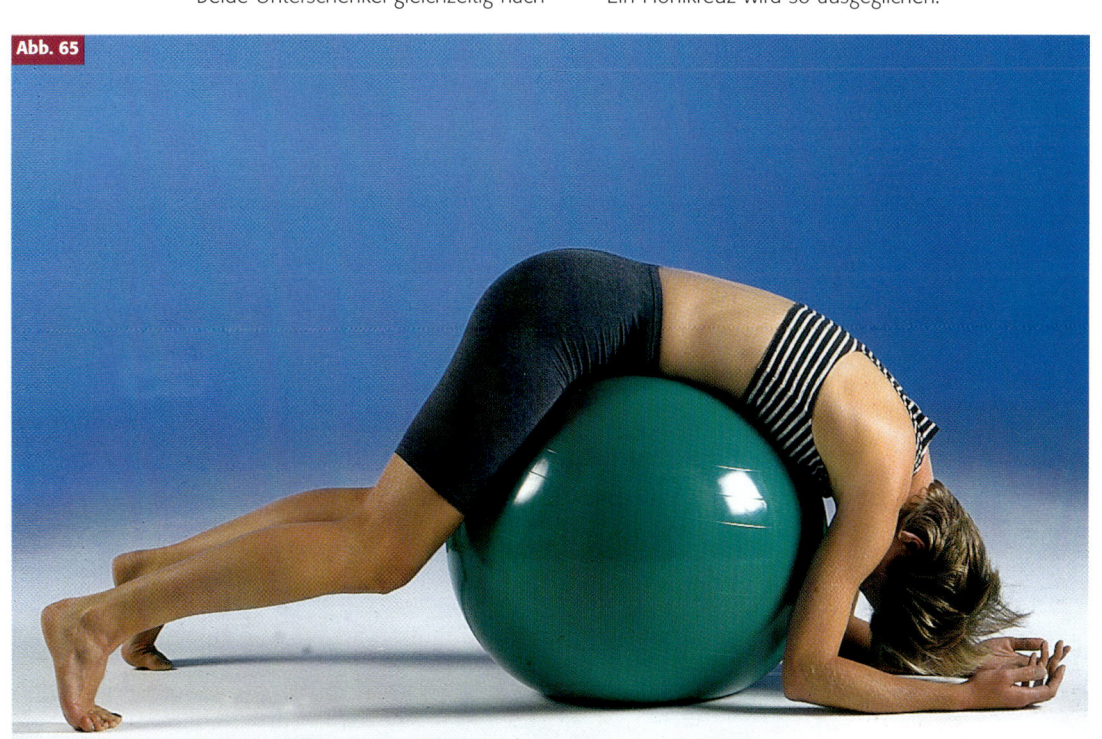

6. Übungsprogramm

Für dieses Programm benötigen Sie vier Tennisbälle, zur Hochlagerung der Beine einen Stuhl oder Hocker oder einen Sitzball.

1. Übung:
• Gestreckte Rückenlage: Ziehen Sie die Fußspitzen hoch und heben Sie die ziehen, den Kopf leicht abheben und mit den Händen nach vorne stemmen. Die Spannung mindestens 10 Sekunden halten, dabei entweder ausatmen oder locker weiteratmen. Dann zurückliegen und kurz entspannen.
• Wie vorher, aber diesmal mit leicht angestellten Beinen (Abb. 67). Drücken Sie dabei noch die Fersen mit einer leichten Tendenz nach vorne in den Boden (jedoch nicht wegbewegen).

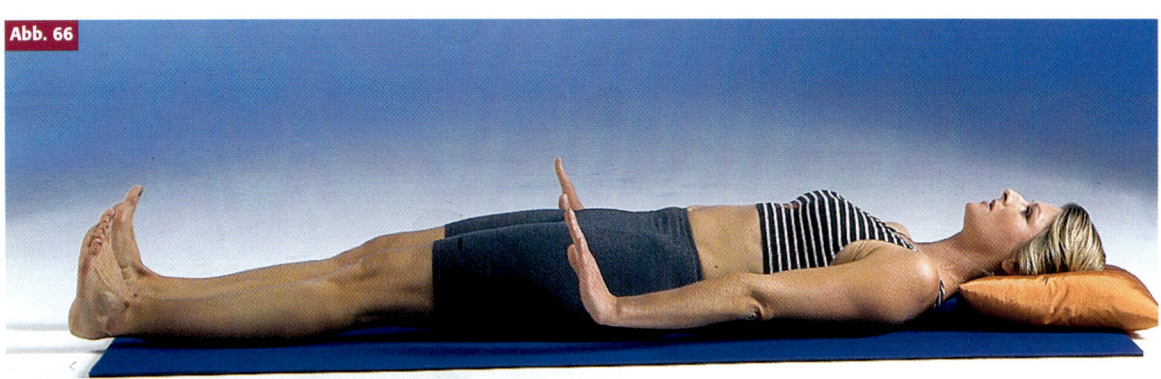

Abb. 66

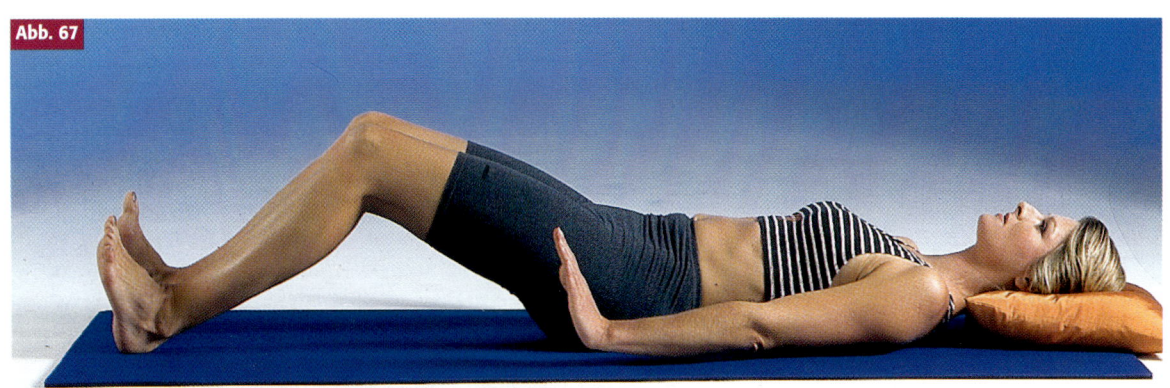

Abb. 67

Arme leicht an. Den Handrücken jeweils zum Unterarm ziehen und die Handflächen nach vorne ausrichten (Abb. 66). Stellen Sie sich vor, die Wand vor Ihnen mit den Händen wegdrücken zu wollen: Beckenboden- und Bauchmuskeln anspannen, die Fußspitzen zum Körper

2. Übung:
• In gestreckter Rückenlage beide Arme locker neben den Körper legen, wobei die Handflächen nach oben zeigen. Die Zehenspitzen anziehen, während Sie das Kreuz nach unten drücken. Die Beckenboden- und

Bauchmuskeln anspannen, den Kopf leicht anheben und gleichzeitig den linken Arm gegen den Boden drücken sowie die rechte Beckenhälfte zu den Rippen hochziehen (Abb. 68). Die Spannung halten, dann locker lassen und langsam zurücklegen. Danach die andere Seite auf dieselbe Art trainieren.

• Wie vorher. Während der linke Arm nach unten drückt, legen Sie die rechte Hand auf die rechte Schulter und ziehen mit dem rechten Ellenbogen in Richtung zur linken Hüfte (Abb. 69).
• Die gleiche Übung, aber mit leicht angezogenen Beinen und Druck der Fersen nach vorne unten (Abb. 70).

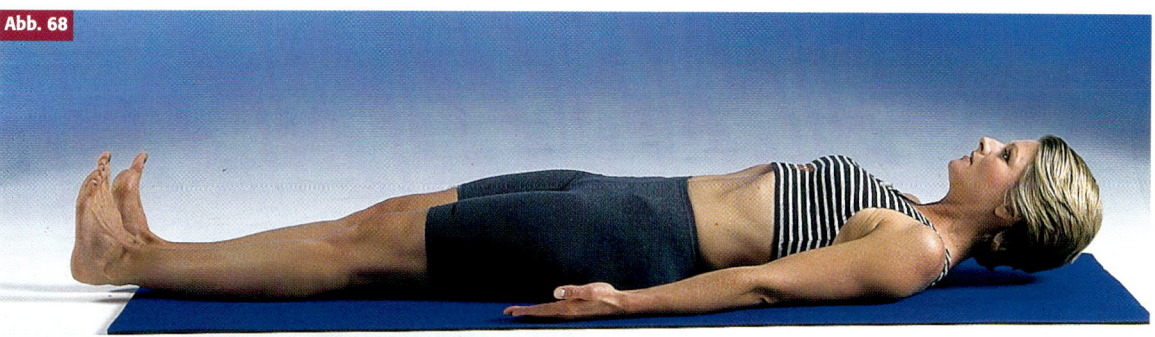

Abb. 68

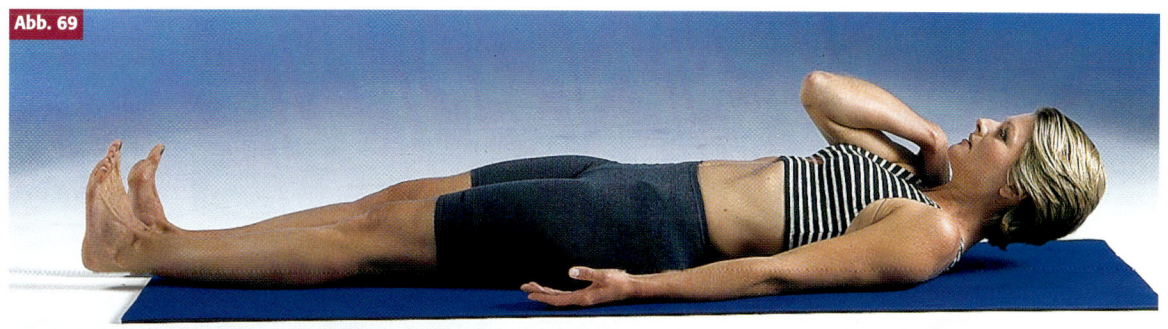

Abb. 69

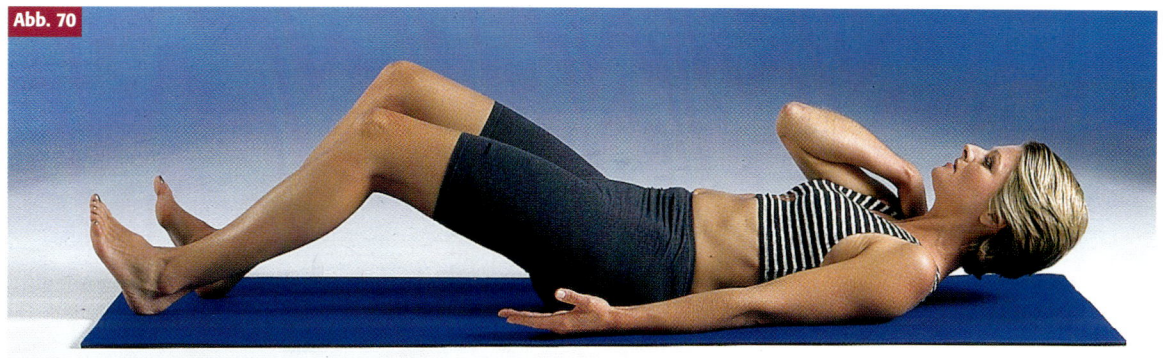

Abb. 70

– dabei verlieren Sie den Kontakt zu den untersten Bällen. Die Spannung so lange halten, wie Sie ausatmen können. Dann gelöst einatmen und das gesamte Kreuz wieder ablegen, sodass wieder Kontakt zu allen vier Tennisbällen besteht. Etwa 4-mal wiederholen.

• Dann nach dem Einatmen die Beckenboden- und Bauchmuskeln wieder anspannen und jetzt das Steißbein vorne nach unten drücken. Dabei entsteht ein leichtes Hohlkreuz und Sie verlieren den Kontakt zu den oberen Tennisbällen. Etwa 4-mal wiederholen, dann der Übung nachspüren (Abb. 75).

5. Übung:

Sie liegen mit aufgestellten Beinen auf dem Rücken und haben wie vorher vier Tennisbälle unter Ihrem Kreuzbein. Rollen Sie nun mit dem Becken ein wenig hin und her, nach rechts und links (Abb. 76). Versuchen Sie auch, auf und ab zu rollen. Wiederholen Sie diese Bewegungen, solange es Ihnen Spaß macht. Danach in Ruhe nachspüren und den Atem im Beckenbereich beobachten.

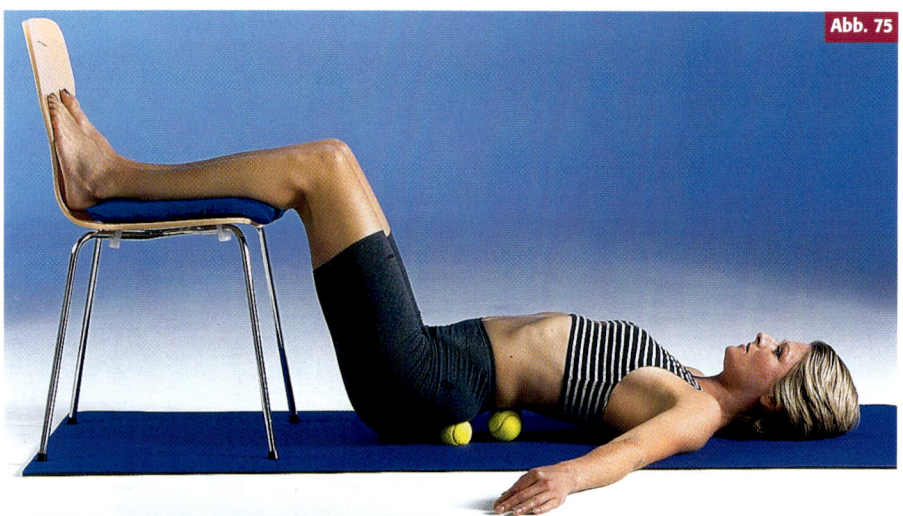

Abb. 75

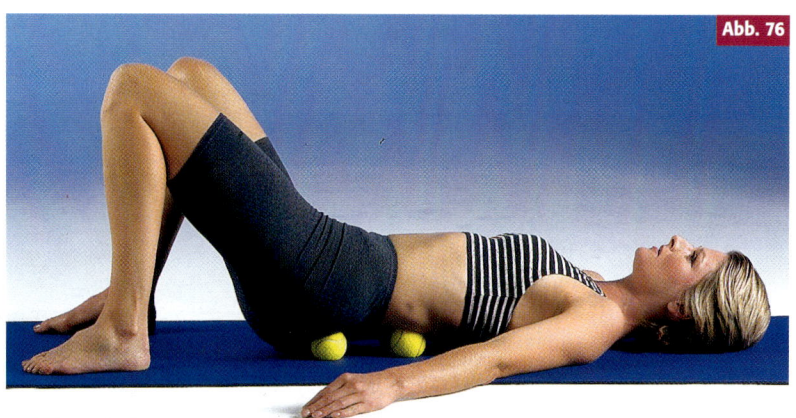

Abb. 76

7. Übungsprogramm

In diesem Übungsprogramm wird als Hilfsmittel ein Ball benützt. Am besten ist ein großer Noppenball geeignet. Falls Sie keinen haben oder kaufen wollen, können Sie auch einen anderen Ball verwenden, evtl. sogar einen Luftballon – die sind robuster, als man meint. Der Vorteil des großen Noppenballs ist, dass er das menschliche Gewicht gut aushält und nebenbei einen angenehm massierenden Effekt hat. Falls Ihnen kein Ball zur Verfügung steht, können Sie die Übungen natürlich ohne machen, auch wenn sie dann nicht ganz so viel Spaß machen. Daneben benötigen Sie noch einen Hocker.

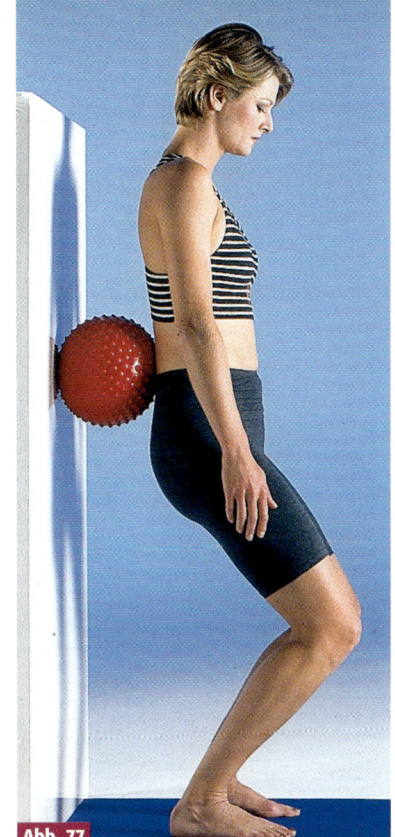

Abb. 77

1. Übung:

Bevor Sie mit der ersten Kräftigungs-übung beginnen, massieren Sie Ihren Rücken und den Beckenbereich mit dem Ball: Stellen Sie sich eine Fußlänge vor eine Wand, legen Sie den Ball zwischen Wand und Rücken, beugen und strecken Sie die Knie und massieren Sie dadurch den Rücken – eine äußerst angenehme Übung (Abb. 77). Danach den Ball zwischen Wand und Becken legen. Massieren Sie Ihren Becken-bereich, indem Sie ihn gegen den Ball drücken und mit dem Becken Kreise ausführen: mal größere, mal kleinere, mal links herum, mal rechts herum. Die Knie sind dabei etwas gebeugt.

2. Übung:

Setzen Sie sich auf einen Stuhl und klemmen Sie sich den Ball zwischen die Knie. Dann mit den Beinen versu-chen, den Ball kräftig zusammenzu-drücken; dabei Beckenboden- und Bauchmuskeln anspannen und weiter-atmen (Abb. 78). Denken Sie daran, den U-Muskel nach vorne aber auch

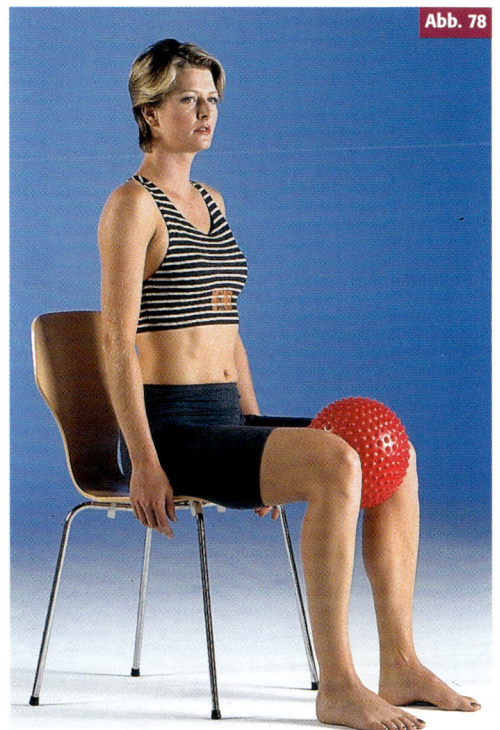

Abb. 78

die Sitzbeinhöcker zueinander zu ziehen. Saugen Sie die Beckenbodenmuskeln noch ein bisschen höher. Die Spannung lange aushalten, dann entspannen.

3. Übung:
• Sie führen die gleiche Übung aus, jedoch auf einem Hocker vor einer Wand. Dabei drücken Sie beide Arme nach hinten gegen die Wand (Abb. 79).

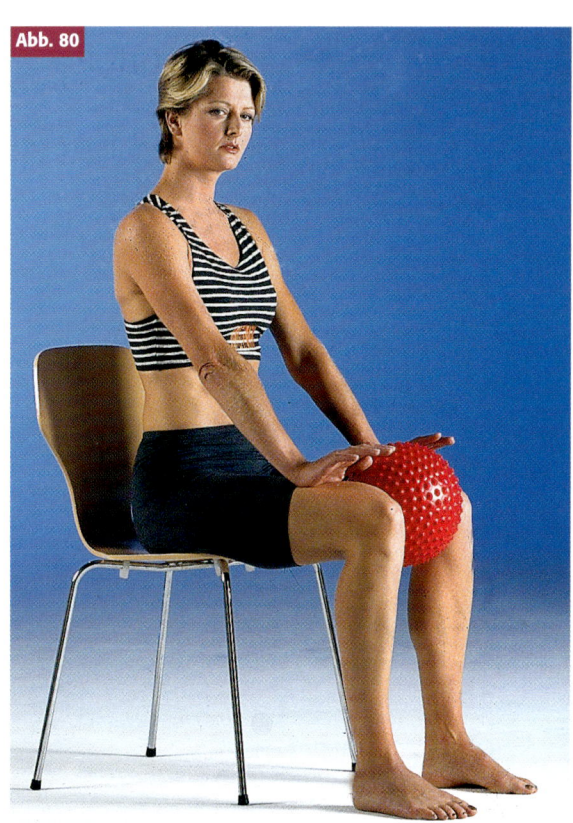

Abb. 80

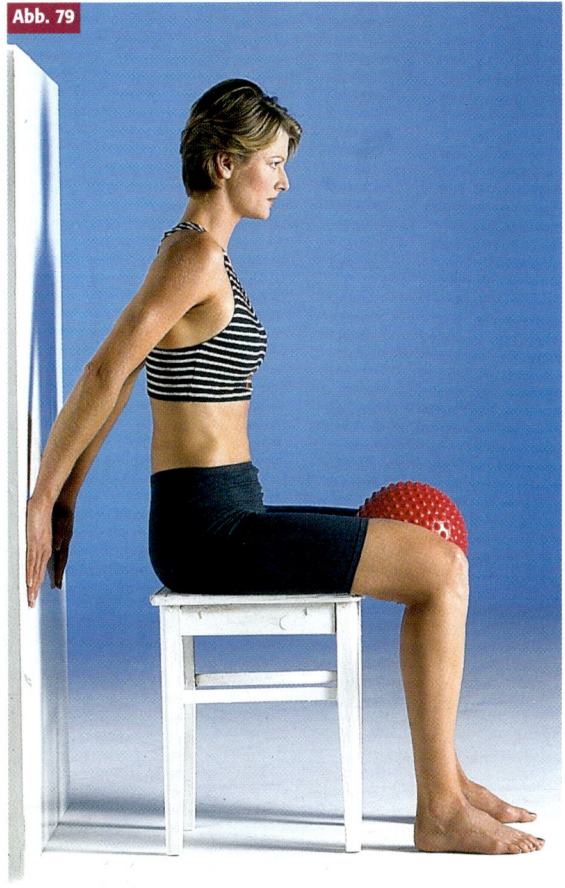

Abb. 79

• Ebenfalls entsprechend der 2. Übung, jedoch die Hände mit den Handwurzelknochen auf die Oberschenkel oberhalb der Knie aufsetzen und dagegen drücken. Dadurch wird auch der Schultergürtel gut stabilisiert (Abb. 80).

4. Übung:
• Legen Sie den Ball auf den Boden und setzen Sie sich auf ihn (der große Noppenball hält das gut aus, bei einem anderen Ball das Gewicht nicht zu sehr abgeben). Die Hände stützen hinten ab. Sie befinden sich dann in der umgekehrten Bankstellung.
• Lassen Sie zuerst Ihr Becken mit dem Ball kreisen, verschieben Sie es vor und zurück oder zur Seite nach rechts und links (Abb. 81).
• Dann spannen Sie die Beckenboden-, Bauch- und Gesäßmuskeln kräftig an und heben das Becken ab (Abb. 82). Die Spannung halten, dann gelöst zurücksitzen. Nach 4–6 Wiederholungen erneut gelöst und entspannt auf dem Ball kreisen.

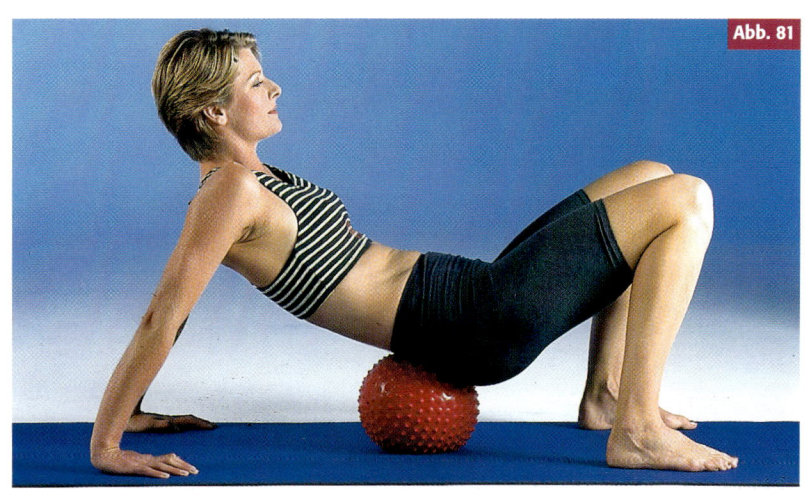

Abb. 81

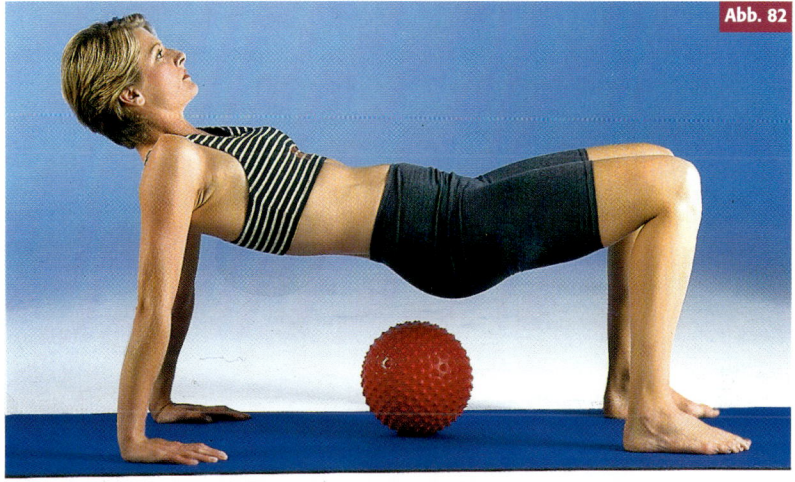

Abb. 82

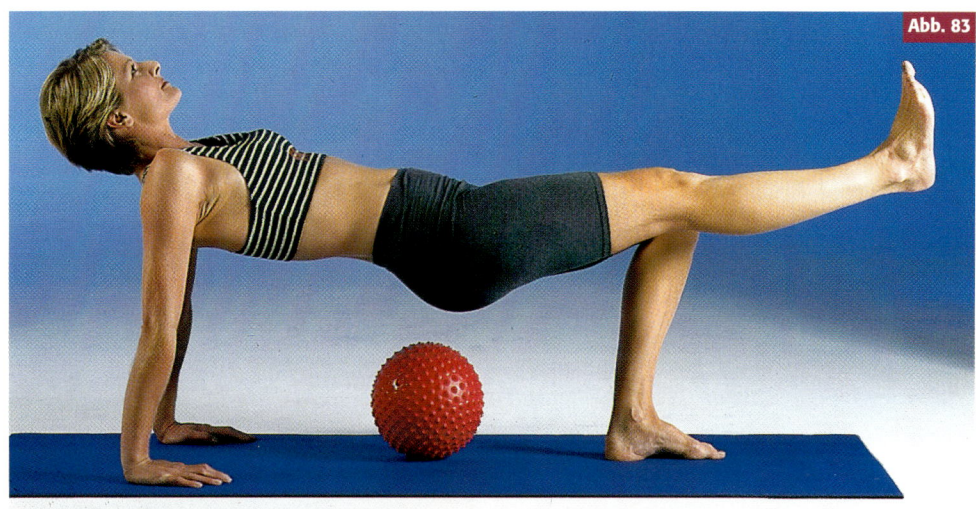

Abb. 83

- Wie vorher. Wenn das Becken angehoben ist, zusätzlich das rechte Bein bis in die Waagerechte hochstrecken (Abb. 83). So lange wie möglich halten, dann zurücksetzen. Im Wechsel mit dem anderen Bein ausführen.

5. Übung:
Setzen Sie sich wieder auf den großen Noppenball oder einen anderen festen Ball und stützen Sie die Hände hinten auf. Die Füße stehen etwa hüftbreit aus-einander. Sie drücken die Knie zusammen und spannen die Adduktoren mit den Beckenboden-, Bauch- und Gesäßmuskeln an (Abb. 84). Die Spannung lange halten, dann entspannen – locker das Becken auf dem Ball kreisen lassen. Sooft Sie Lust haben wiederholen.

6. Übung:
Die Ausgangsstellung ist die gleiche wie bei der 5. Übung, diesmal jedoch stellen Sie die Füße zusammen und

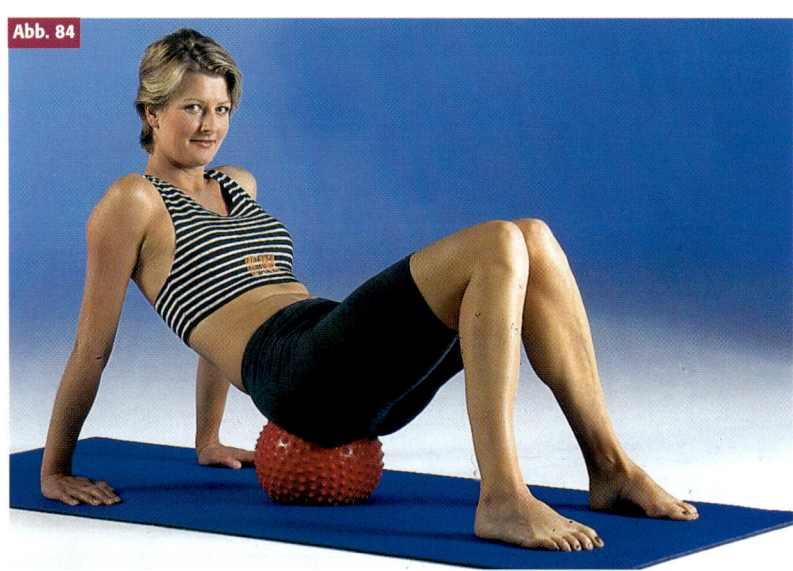

Abb. 84

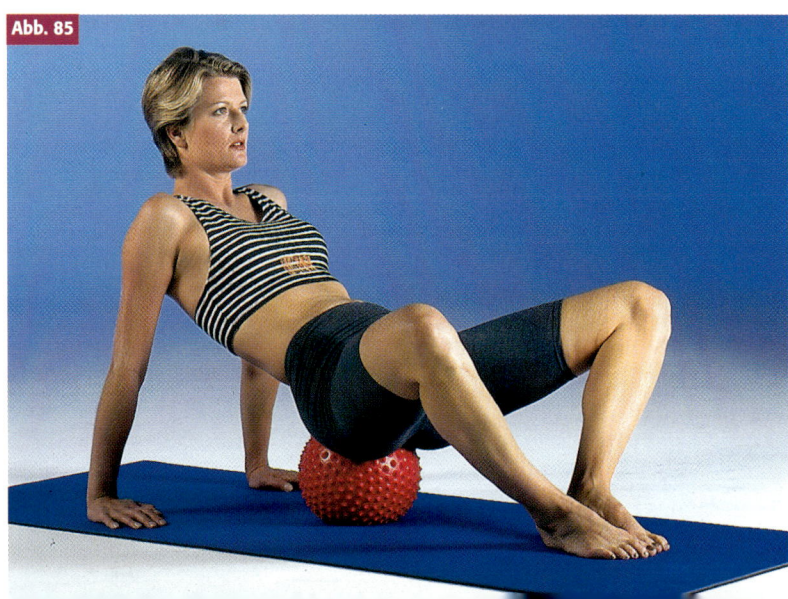

Abb. 85

lassen die Knie auseinander fallen (Abb. 85). Erspüren Sie die Dehnung bewusst. Dann spannen Sie die Beckenboden- und Bauchmuskeln kräftig an und heben das Becken leicht ab. Die Spannung halten, dann locker zurücksetzen und das Becken über den Ball entspannt vor und zurück rollen.

8. Übungsprogramm

Dieses Übungsprogramm umfasst ausschließlich Übungen mit dem Sitzball. Er ist ein ideales Gymnastikgerät und

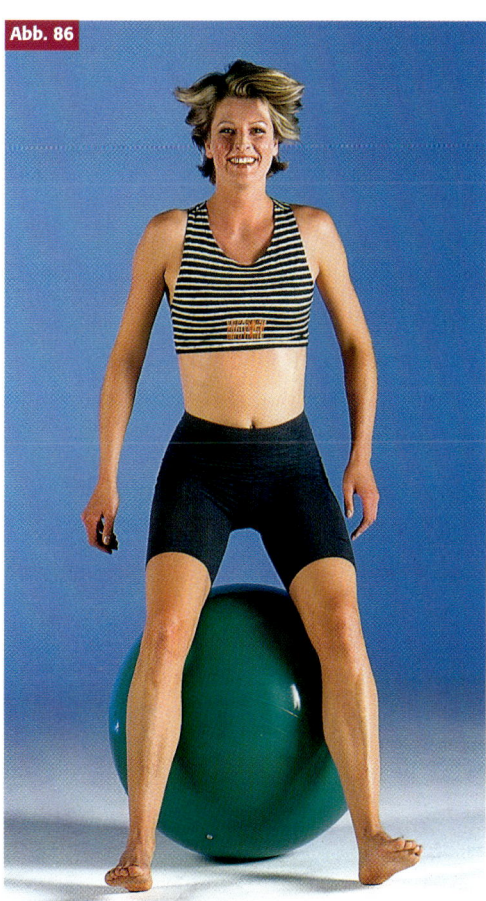

Abb. 86

hilfreich, wenn es um Rücken- oder Beckenbodenübungen geht. Auch lädt er immer wieder zu rückenfreundlichem Sitzen ein. Schon allein das Auspendeln des Gleichgewichts stärkt dabei wichtige Haltemuskeln. Die auflockernde Wirkung, die das Hüpfen auf dem großen Gymnastikball bietet, kann kein anderes Sitzutensil in ähnlicher Weise bieten. Falls Ihnen kein Sitzball zur Verfügung steht, können Sie die eine oder andere Übung auch auf einem Hocker ausüben.

1. Übung:
• Sie sitzen auf dem Ball – achten Sie unbedingt auf eine aufrechte Haltung. Beginnen Sie mit lockerem Hüpfen (Abb. 86). Spüren Sie die auflockernde Wirkung im Kreuz- und Beckenbereich? Lassen Sie auch die Schultern locker mithüpfen. Die Arme hängen dabei schwer nach unten.
• Wie vorher, aber bei jedem zweiten Hüpfer, wenn das Gesäß leicht über dem Ball schwebt, spannen Sie die Beckenbodenmuskeln bewusst an und saugen sie nach innen; später bei jedem Hüpfer.
• Entsprechend, jedoch beim Hüpfen die »Absprunghöhe« des Gesäßes etwas variieren.

2. Übung:
• Sie sitzen aufrecht auf dem Sitzball und stellen sich vor, ähnlich wie im 3. Übungsprogramm auf einem Zifferblatt zu sitzen. Dann das Becken im Uhrzeigersinn kreisen, später anders herum.
• Beim Nach-hinten-Kreisen die Bauch- und Beckenbodenmuskeln anspannen, beim Nach-vorne-Kreisen die Spannung loslassen.
• Das Becken abwechselnd vor und zurück schieben, also die Lendenwirbelsäule strecken und runden (Abb. 87, 88). Dabei locker lassen und gelöst ein- und

ausatmen. Sich vorstellen, von der Ziffer 12 zur 6 zu wechseln und umgekehrt.

• Wie vorher, jedoch bei der Gewichts-verlagerung nach hinten die hintere

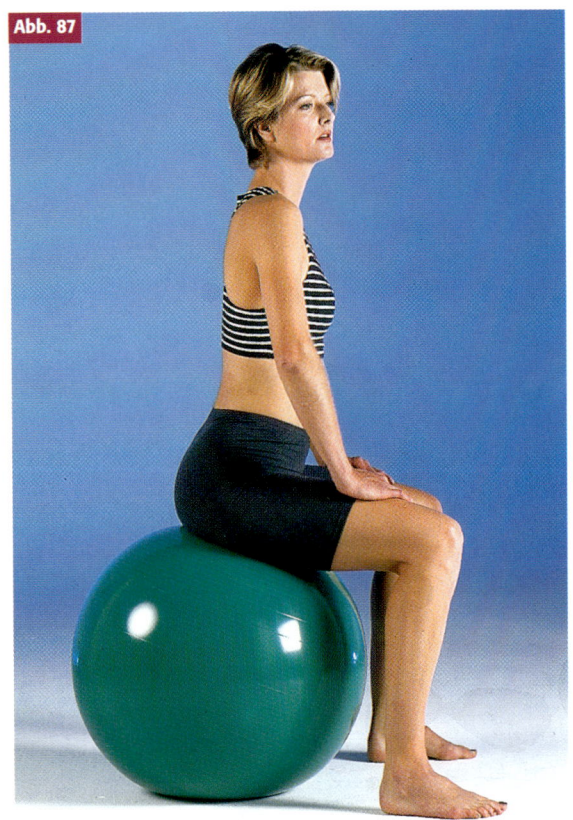

Abb. 87

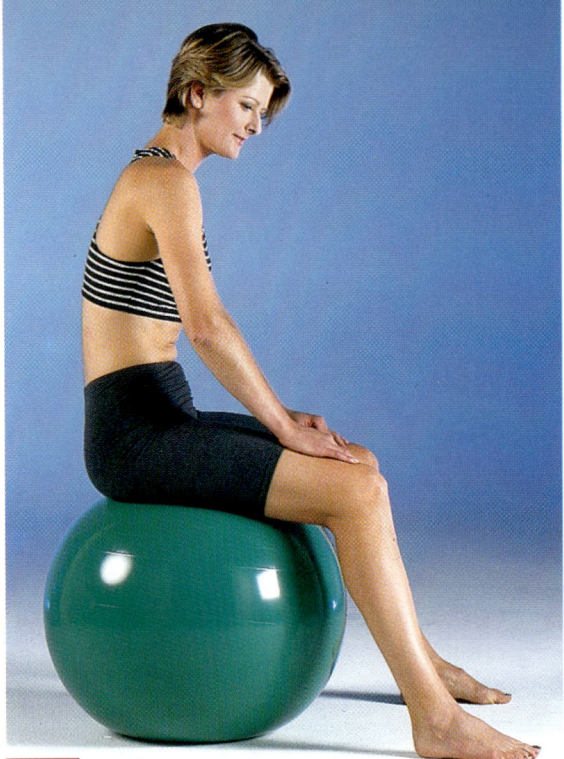

Abb. 88

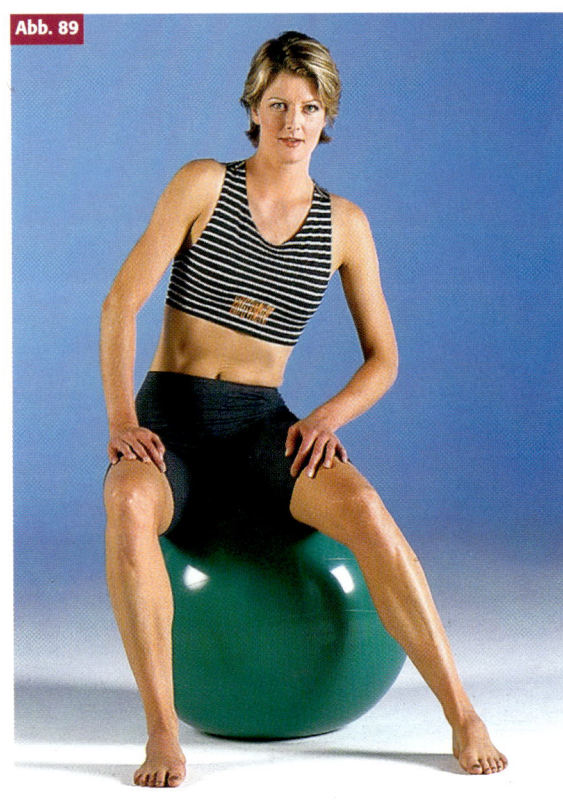

Abb. 89

After- und Steißbeinmuskulatur bewusst anspannen, beim Nach-vorne-Kippen des Beckens die hintere Spannung bei-behalten und die vordere Muskulatur anspannen, vorziehen und insgesamt nach innen saugen. Danach einen Moment gelöst sitzen bleiben und das Becken locker kreisen lassen.

• Das Becken nach rechts und links verschieben, also von der 3 zur 9 und zurück (Abb. 89) – zuerst locker, dann mit Anspannung auf der Seite, auf die das Becken verschoben wird (Abb. 90).

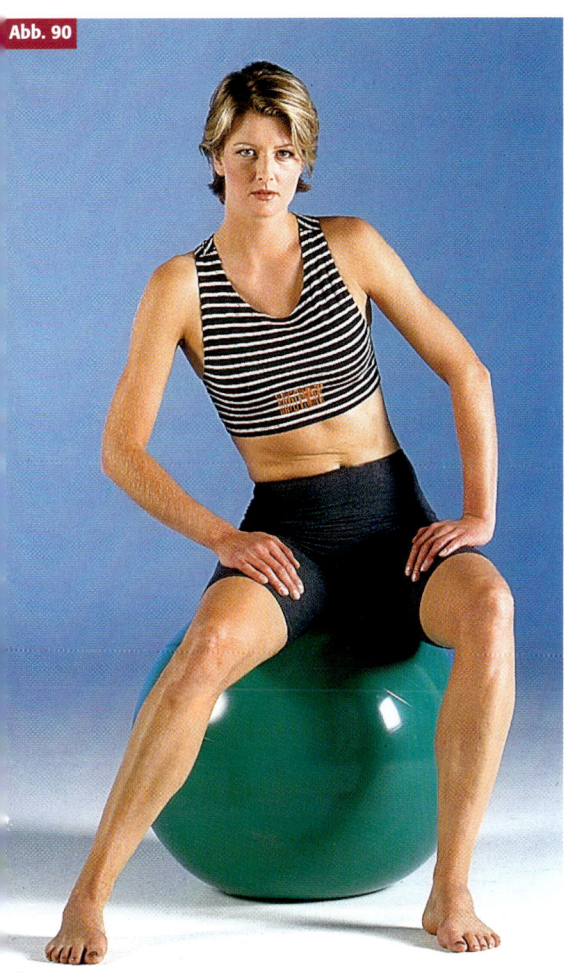

Abb. 90

Dann die andere Beckenseite seitlich hochziehen und spüren, wie die Beckenbodenmuskulatur auf dieser Seite zusammengezogen wird. Beim Lösen der Spannung gelöst einatmen. Achtung: Die Fußsohlen bleiben bei der Übung mit ihrer ganzen Fläche auf dem Boden!

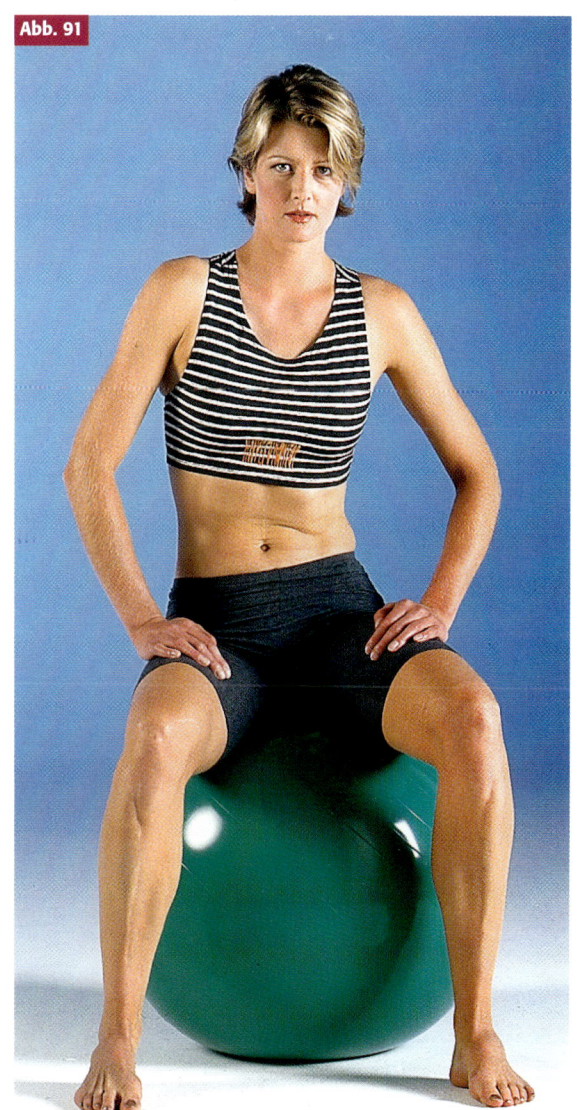

Abb. 91

3. Übung:

Ziehen Sie im Wechsel die rechte und linke Beckenhälfte hoch in Richtung Rippen (Abb. 91). Atmen Sie dabei aus und spannen Sie die Beckenboden- und Quere Bauchmuskulatur auf der »arbeitenden« Seite kräftig und bewusst an. Die Spannung mindestens 10 Sekunden halten, dann die Beckenhälfte langsam und gelöst zurückgleiten lassen und wieder entspannt einatmen. Fühlen Sie, wie Sie jetzt wieder auf beiden Sitzbeinknochen gleichmäßig sitzen?

4. Übung:

Eine sehr wichtige Übung, auch für den Alltag:

- Setzen Sie sich auf den Ball, wenn Sie keinen haben, auf einen Stuhl bzw. Hocker, und zwar auf das vordere Drittel. Setzen Sie Ihre Füße in einer leichten Schrittstellung auf, sodass beim Sitzball der eine Unterschenkel am Ball anliegt und der andere etwas vorgestellt ist; beim Stuhl befindet sich der erste Unterschenkel leicht unter der Sitzfläche (Abb. 92). Nachdem Sie zuerst aufrecht auf den Sitzbeinhöckern sitzen, verlagern Sie dann das Gewicht bzw. den Körperschwerpunkt etwas nach vorne über Ihre Oberschenkel und die Füße. Der Rücken bleibt dabei unbedingt gerade (Abb. 93).

Legen Sie dann beide Hände entweder auf die Oberschenkel oberhalb der Knie oder zwischen die Beine auf den Sitzball bzw. die Stuhlvorderkante. Spannen Sie zuerst die Beckenbodenmuskeln kräftig an und heben Sie dann das Gesäß ein wenig ab, sodass die Last vor allen Dingen von den Beinmuskeln getragen wird. Die Arme und Hände helfen dabei durch ihr Abstützen entweder auf den Oberschenkeln oder am Sitzball bzw. an der Stuhlkante etwas nach (Abb. 94). Bleiben Sie 6–10 Sekunden in dieser Haltung, wobei Sie die Spannung halten, jedoch locker weiteratmen. Dann entspannt zurücksitzen, tief durchatmen und evtl. das Becken locker kreisen. Wechseln Sie bei jeder Wiederholung die Beinstellung.

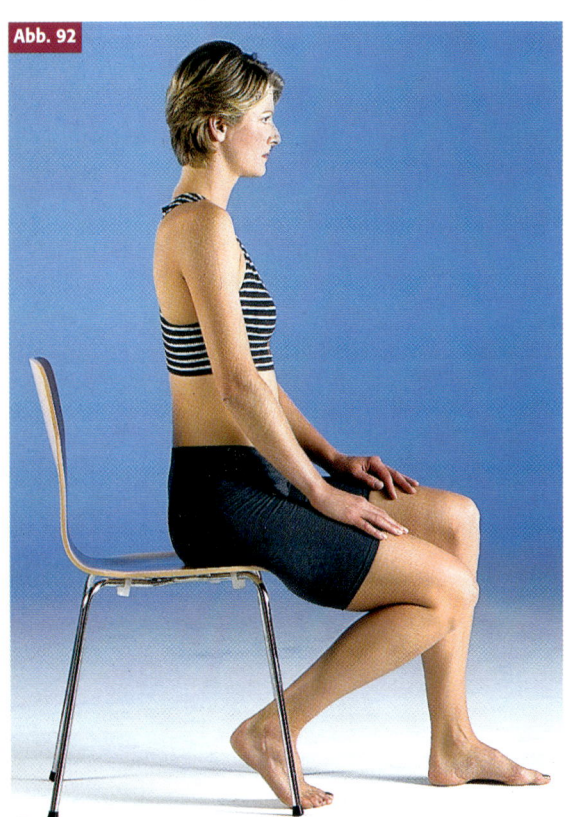

Abb. 92

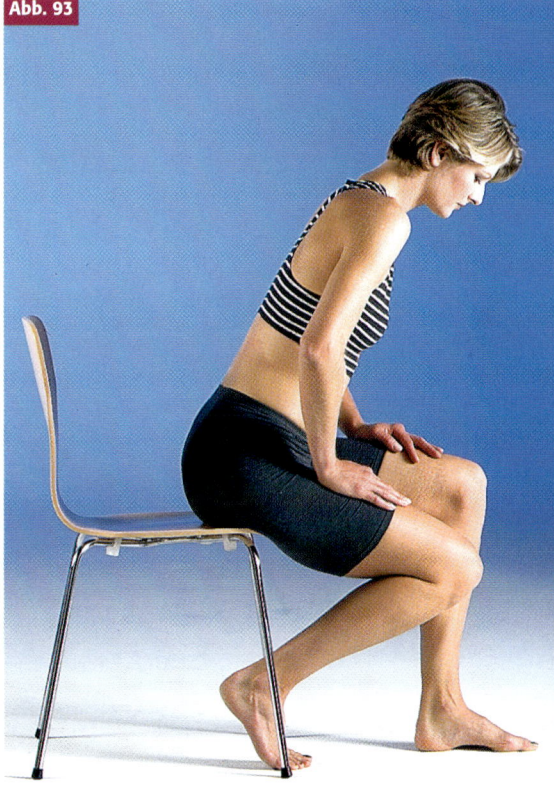

Abb. 93

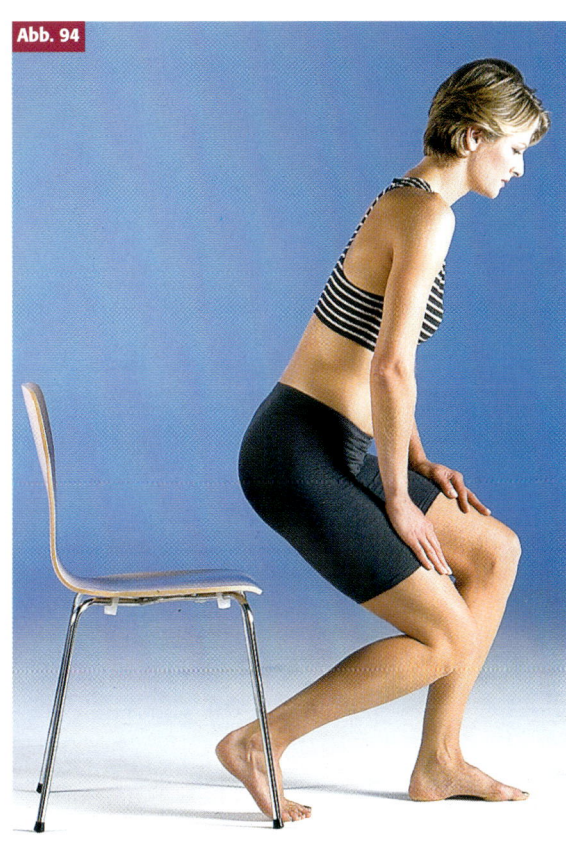

Abb. 94

Auf diese Art und Weise können Sie sich das richtige Aufstehen, das den Rücken und den Beckenboden schont, antrainieren. Üben Sie es häufig, denn diese ständige Alltagsbewegung beeinflusst Beckenboden und Rücken außerordentlich.

• Üben Sie dann auch den gesamten Bewegungsablauf des Aufstehens und Hinsetzens, indem Sie mit angespanntem Beckenboden ganz aufstehen, im aufrechten Stehen die Spannung kurz loslassen und dann die genannte Muskulatur wieder anspannen und sich auf die gleiche Art und Weise wieder hinsetzen. Üben Sie diesen Bewegungsablauf einige Male hintereinander und achten Sie darauf, dass Sie dabei nicht den Atem anhalten.

5. Übung:

Diese Übung, die nur auf dem Sitzball möglich ist, wirkt auf den Organismus lockernd und lösend, entspannt verkrampfte Rückenmuskeln und wirkt sich günstig auf Wirbelsäulenbeschwerden aus. Daneben ist die »Froschübung« durchaus vergnüglich.

• Legen Sie sich mit dem Bauch über den Sitzball und stützen Sie die Hände vorne und die Zehen hinten auf; die Ellenbogen zeigen leicht nach außen, die Oberschenkel liegen am Ball an. Lassen Sie den Kopf schwer nach unten hängen (knicken Sie ihn keinesfalls nach oben ab!). Stoßen Sie sich mit den Füßen hinten leicht ab, sodass mehr Gewicht auf die Hände kommt (Abb. 95), dann stoßen Sie sich mit den Händen ab, sodass die Füße mehr belastet werden. Einige Male hin und her bewegen, ruhig auch etwas schneller werden.

• Wie vorher, aber nun seitlich hin und her schaukeln: Sie stoßen sich mit der rechten Hand und dem rechten Fuß nach links ab und umgekehrt (Abb. 96).

• Wollen Sie noch einmal eine Anspannungsübung machen? In dieser Lage ist dies gut möglich: Stützen Sie Hände und Füße wieder am Boden auf. Jetzt heben Sie Becken und Po möglichst hoch an und bilden sozusagen einen »Tunnel« unter sich (Abb. 97). Spannen Sie in dieser Stellung die Beckenbodenmuskeln kräftig an und ziehen Sie sie nach innen. Auch den Bauch gut anspannen; währenddessen ausatmen. Außerdem können Sie versuchen, mit Händen und Füßen möglichst nah an den Ball heranzukommen. Danach legen Sie sich gelöst auf den Ball und wiederholen die »Froschübung«.

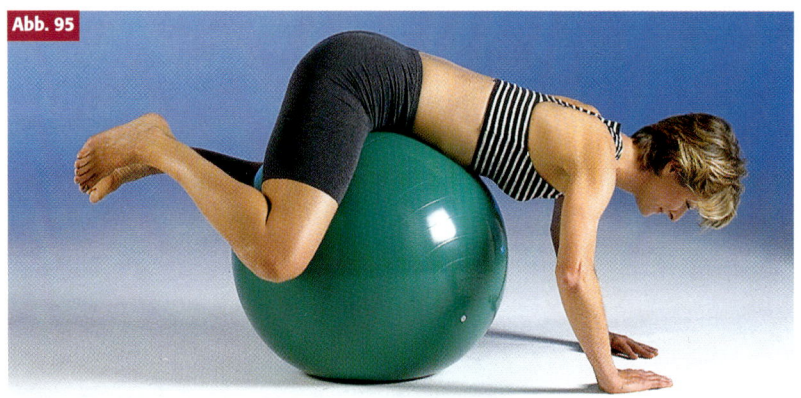

Abb. 95

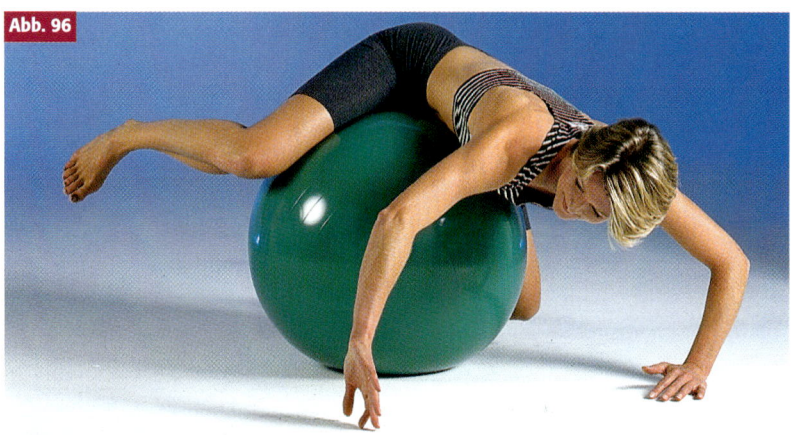

Abb. 96

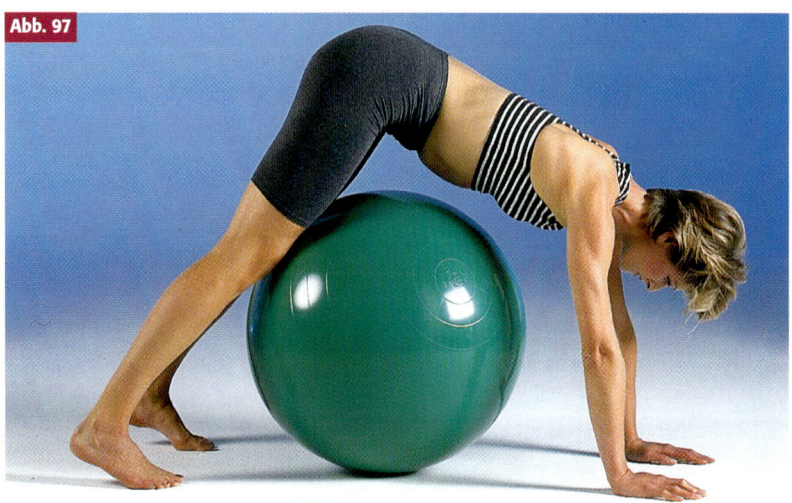

Abb. 97

9. Übungsprogramm

Sie benötigen einen Stuhl, eine Decke oder einen (Noppen-) Ball zum Unterlegen, zum Entspannen mehrere Kissen, Polster oder eine Rolle.

1. Übung:

Nachdem Mund und Beckenboden reflektorisch miteinander zusammenhängen, können Sie einen energielosen, unsensiblen, zu wenig reaktionsfähigen Beckenboden entspannen und reaktionsbereiter machen, indem Sie Ihren Mund entspannen.

• Sie stehen oder sitzen. Spannen Sie zunächst den ringförmigen Mundschließmuskel kräftig an, indem Sie den Mund wie zu einem Kussmund zuspitzen und dann die Lippen kräftig zusammen pressen (Abb. 98). Nehmen Sie die Spannung wahr, dann fällt Ihnen die bewusste Entspannung leichter. Nach 6–10 Sekunden die Spannung lösen

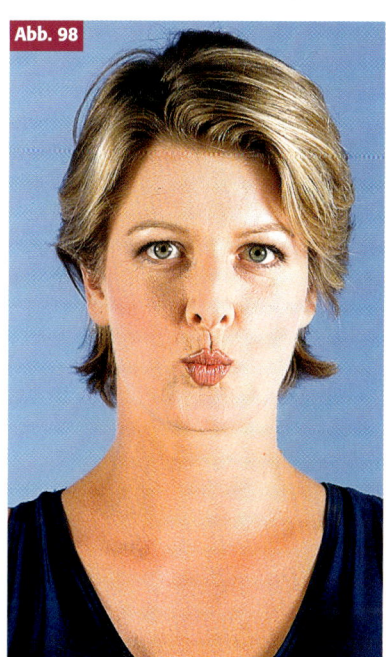

Abb. 98

und entspannen. Spüren Sie, wie Ihr Mund sozusagen auseinander fließt. Wenn Sie diese Übung oft wiederholen, strafft dies nicht nur die Haut um Mund und Lippen, sondern hält das Kollagen weicher und die Muskeln elastischer. Durch die Bewusstheit der Entspannung bleiben die Gesichtszüge weicher, Falten können sich weniger tief eingraben. Im Gegensatz dazu stehen verbitterte, verhärtete, aussagelose Gesichtszüge. Auf reflektorische Weise wird durch die Entspannung auch der Beckenboden günstig beeinflusst.

• Nun verbinden Sie bewusst die Mund- mit der Beckenbodenübung: Spannen Sie gleichzeitig den Mund und die Beckenbodenmuskeln an. Spüren Sie die Spannung sowohl unten als auch oben und halten Sie sie mindestens 10 Sekunden aus. Ziehen Sie bewusst alle ringförmigen Muskeln zu ihrem Mittelpunkt hin zusammen. Dann locker lassen und bewusst das »Auseinanderfließen« wahrnehmen. Nach einigen Wiederholungen können Sie besonders um den Mundbereich spüren, wie es angenehm prickelt und die Durchblutung in Schwung gekommen ist. Auch im Beckenbodenbereich findet dieser Prozess statt, auch wenn man etwas länger braucht, um dies dort so deutlich zu spüren.

• Eine weitere Übung für den Mundbereich (daneben auch gegen ein Doppelkinn) und den Beckenboden: Strecken Sie zunächst einige Male die Zunge mit einer leichten Tendenz nach unten weit heraus (Abb. 99) und ziehen Sie sie wieder zurück. Besonders der Kinnboden wird bei dieser Übung angesprochen, und das wirkt sich auch auf den Beckenboden aus. Nun verbinden Sie wieder beides: Während Sie die Zunge herausstrecken, ziehen Sie den Beckenboden nach innen; beim Einziehen der Zunge kurz die Becken-

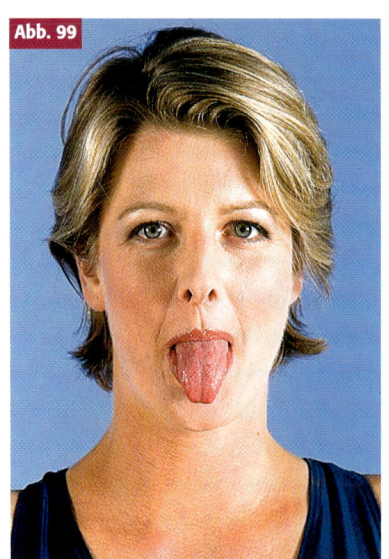

Abb. 99

bodenspannung etwas loslassen, aber nur ein wenig, nicht ganz. Dann entspannen und nachspüren.

• Dann wird es noch etwas intensiver: Jedesmal wenn Sie die Zunge herausstrecken, ziehen Sie den Beckenboden noch tiefer nach innen. Währenddessen die Spannung nicht loslassen. Denken Sie dabei an die Aufzugübung des 2. Übungsprogramms. Danach Mund, Zunge und Beckenboden entspannen und den Atem zuerst zum Beckenboden, dann hoch zum Mundboden und in den Rachenraum schicken (Abb. 100). Die Weite beim Einatmen spüren. Beim langen und langsamen Ausatmen stellen Sie sich vor, dass sich Beckenboden und Mund etwas nähern.

Abb. 100

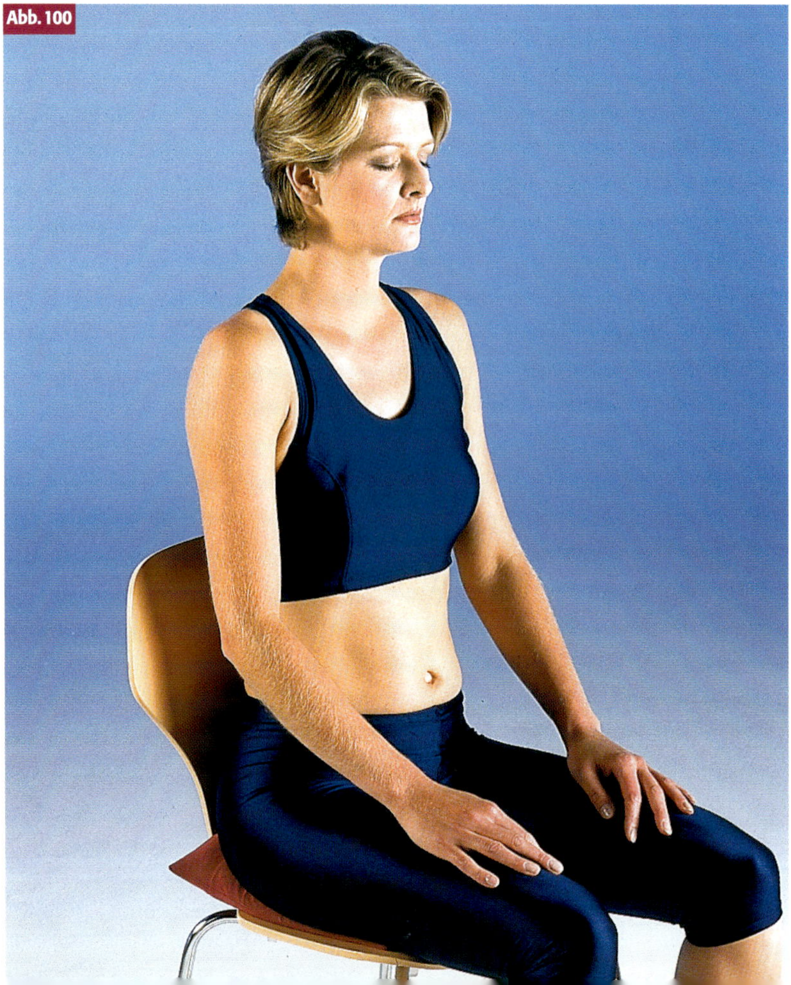

2. Übung:

• Eine gute Übung, um einen verkrampften, »toten« Beckenboden aufzulockern und »aufzuwecken«: Sie stehen vor einem Stuhl. Stellen Sie einen Fuß auf dessen Sitzfläche. Dann beklopfen Sie mit einer Hand den Beckenboden leicht und locker von unten, mit der anderen Hand die Wangen, und zwar von rechts über den Mund nach links und umgekehrt. So lange ausführen, wie Sie wollen, ab und zu die Hände wechseln (Abb. 101).

• Lassen Sie auch einmal eine Hand auf dem Beckenboden und die andere über dem Mund liegen. Spannen Sie dann bewusst die bedeckten Partien ganz kräftig an und tun Sie so, als ob Sie nicht nur den Beckenboden, sondern auch die Lippen nach innen saugen wollten. Nach etwa 10 Sekunden locker lassen und wieder weiterklopfen. Ab und zu die Beinstellung wechseln (Abb. 102).

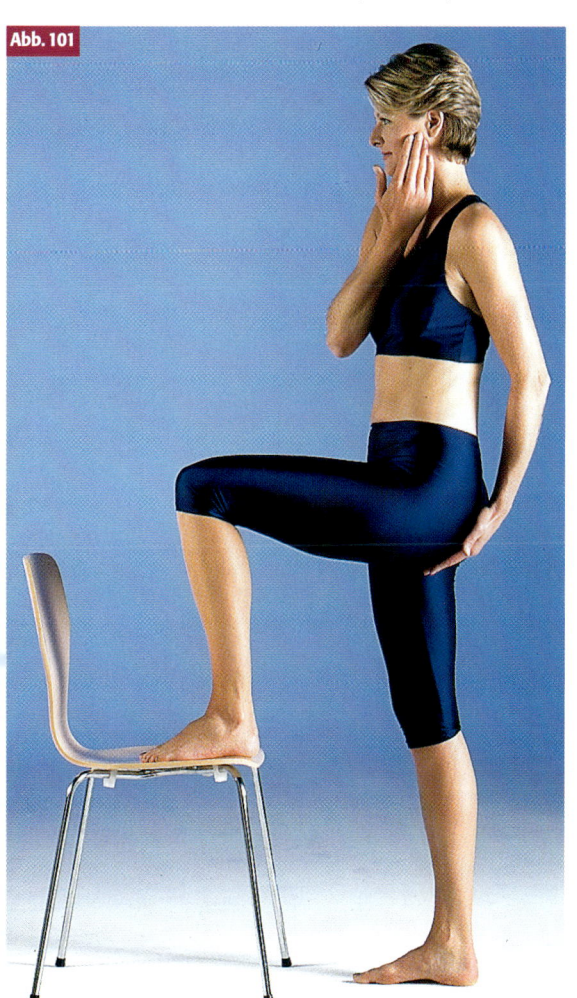

Abb. 101

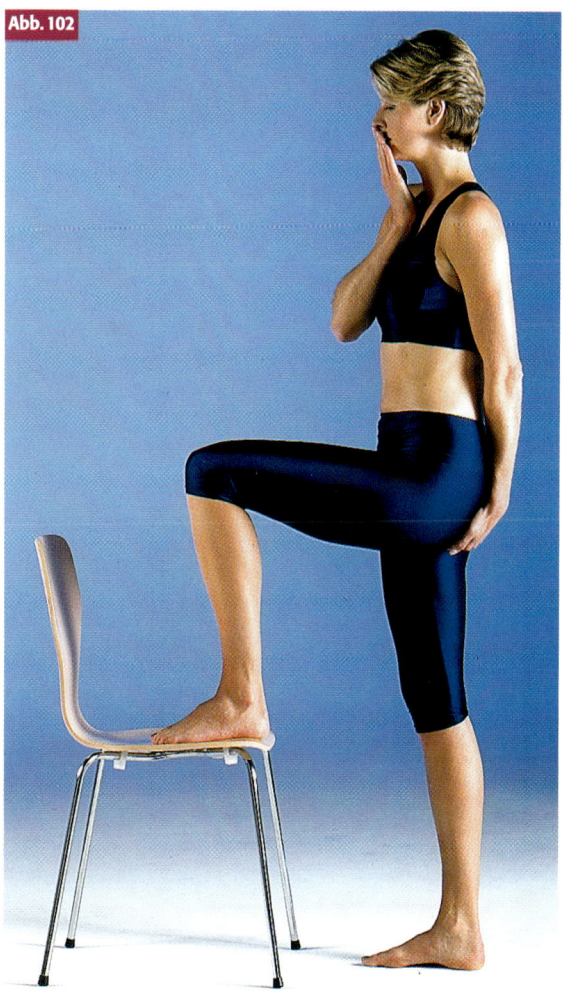

Abb. 102

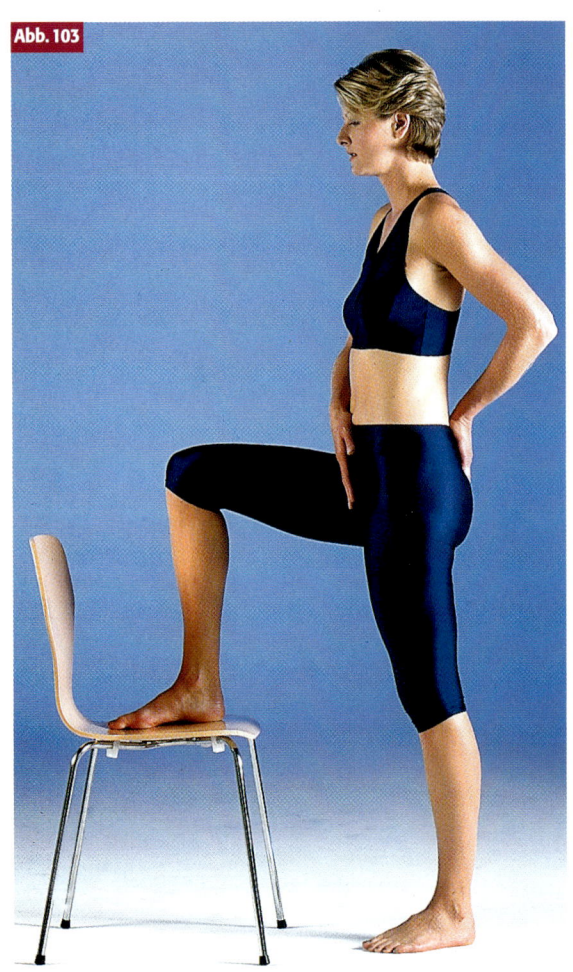

3. Übung:

In der gleichen Ausgangsstellung wie oben: Legen Sie die Finger einer Hand an das Schambein oder leicht tiefer, die Finger der anderen Hand an das Steißbein (Abb. 103). Versuchen Sie zuerst (in der Vorstellung), die Steißbeinspitze hinten hochzuziehen, dann den Scheidenmuskel nach vorne in Richtung Schambein zu ziehen. Spüren Sie die gesamte Spannung vom Steißbein bis zum Schambein und halten Sie sie 10–20 Sekunden; dann locker lassen und das Bein wechseln.

Abb. 103

4. Übung:

Legen Sie sich mit dem Bauch auf den Boden, und zwar entweder über eine fest zusammengerollte Decke oder über den großen Noppenball bzw. einen anderen Ball. Decke oder Ball sollten unter dem Becken liegen (nicht unter dem Bauch, damit kein Hohlkreuz entsteht). Um zu verhindern, dass der Ball auf die Blase drückt, sollten Sie sie vorher leeren.

Stellen Sie die Zehen auf und ziehen Sie die Unterarme etwas zum Körper heran (Abb. 104). Dann stützen Sie sich auf Zehenspitzen und Unterarmen auf, wobei Sie zuerst die Beckenboden-, Bauch- und Gesäßmuskulatur kräftig anspannen, sodass der ganze Körper wie ein Brett gespannt ist (Abb. 105). Sie dürfen dabei nicht ins Hohlkreuz sinken – falls dies der Fall wäre, die Übung sofort abbrechen und zu einem späteren Zeitpunkt erneut versuchen. Wichtig: Der ganze Körper befindet sich in einer Linie, auch Kopf und Nacken (der Blick ist nach unten gerichtet). Die Spannung 5–10 Sekunden halten, wenn Sie können auch länger, dann zuerst die Knie, danach das Becken gelöst ablegen, entspannt nachspüren und durchatmen. Falls Sie über dem Noppenball oder einem anderen Ball liegen, können Sie leicht und locker hin und her, vor und zurück rollen oder kreisen.

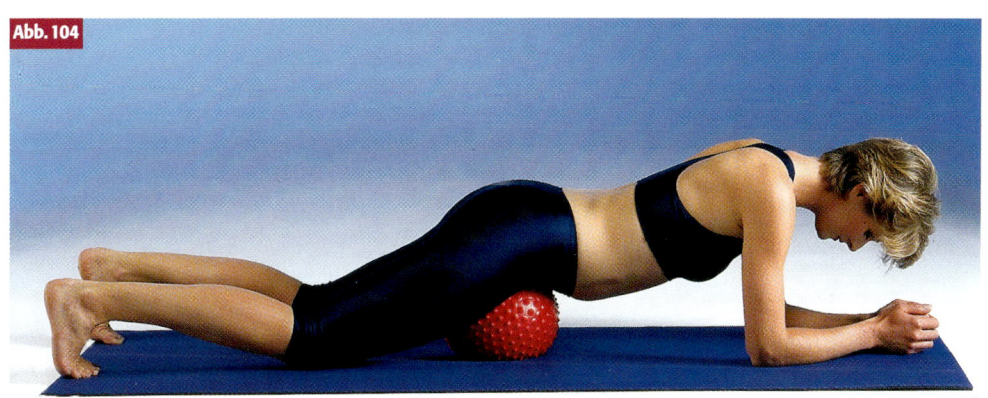

Abb. 104

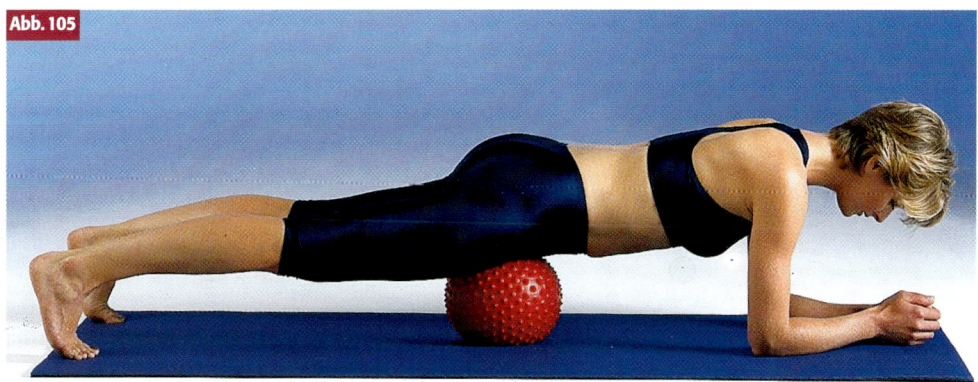

Abb. 105

5. Übung:

Jetzt ist Entspannung angesagt: Entweder legen Sie sich bäuchlings über einen Sitzball bzw. gepolsterten Stuhl oder über eine Rolle bzw. Kissenberg am Boden. Die Entspannung genießen, locker durchatmen und den Übungen nachspüren (Abb. 106).

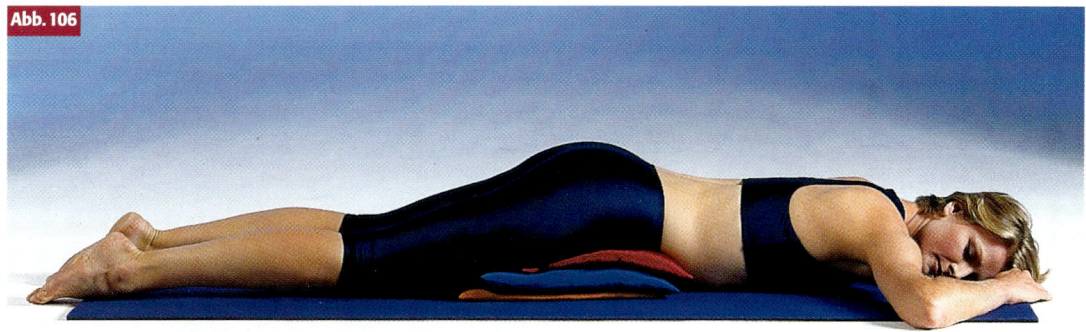

Abb. 106

10. Übungsprogramm

Dieses Programm eignet sich besonders für bereits Geübte. Sie benötigen
dazu einen Sitzball, einen großen
Noppenball und ein Thera-Band aus
Latex, evtl. noch zwei leichte Hanteln.

1. Übung:
• Legen Sie sich auf den Boden und
lassen Sie die Unterschenkel bequem
auf dem Sitzball ruhen. Schieben Sie
den großen Noppenball unter Ihr Becken und lassen Sie das Becken schwer
auf diesem ruhen (Abb. 107). Sie werden diese Lagerung bald als sehr angenehm empfinden. Nicht nur der Beckenboden wird entlastet, sondern auch das
Kreuz. Falls Sie größere Schwierigkeiten
haben, den Ball unter das Becken zu
rollen, legen Sie einfach eine dicke, zusammengerollte Decke darunter.
Zuerst den Atem gelöst fließen lassen.
Die befreiende Wirkung dieser Lagerung
auf den Beckenboden genießen. Dann
Bauch, Beckenboden und die Gesäßmuskeln anspannen und das Becken
abheben, sodass zwischen Noppenball
und Becken etwas Luft ist (Abb. 108).

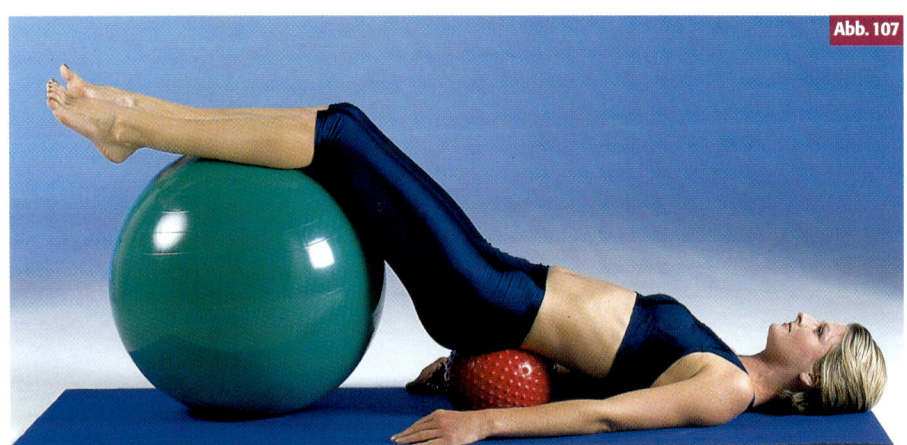

Abb. 107

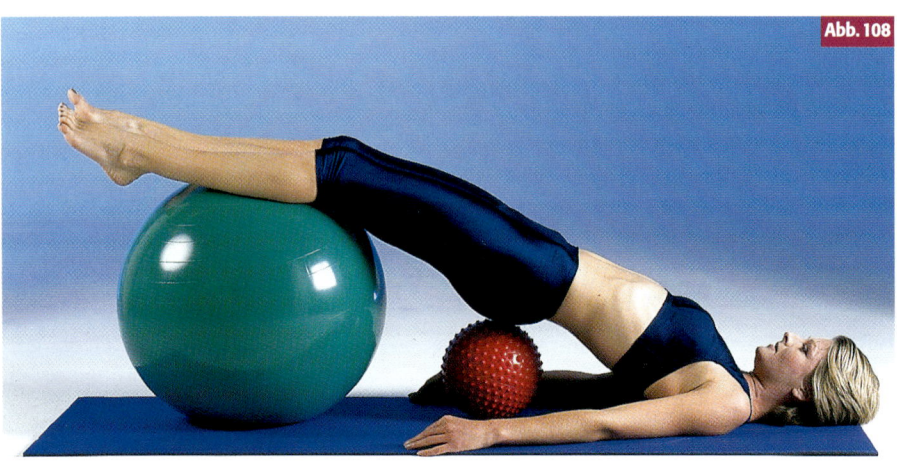

Abb. 108

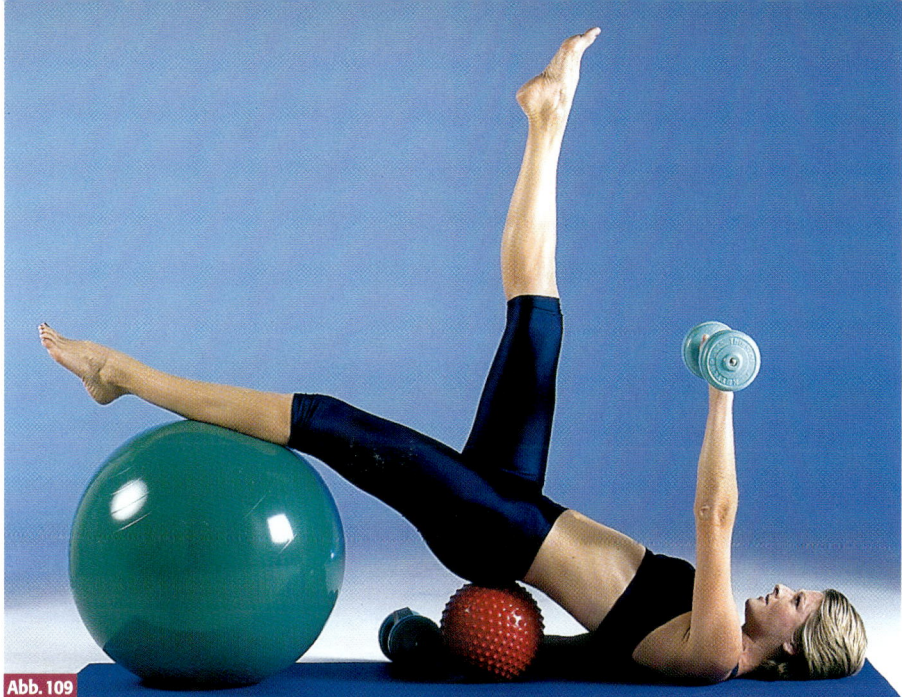

Abb. 109

Die Spannung halten, dabei ausatmen. Danach das Becken wieder auf dem Noppenball ablegen und gelöst einatmen.
• Intensiver wird die Übung mit zwei Hanteln oder zwei Flaschen in der rechten und linken Hand: Zuerst wieder die Spannung aufbauen und das Becken abheben. Jetzt noch das rechte Bein senkrecht hochstrecken und mit der linken Hand (mit Hantel) zum rechten Bein ziehen (Abb. 109). Den Kopf dabei etwas mit anheben. Danach gelöst zurücklegen; im Wechsel mit der anderen Seite üben.

2. Übung:
• Rückenlage, beide Fußsohlen auf den Sitzball legen. Dann ausatmend die Unterleibsmuskeln anspannen und das Becken leicht anheben (Abb. 110). Danach wieder locker ablegen und einatmen.
• Diese Übung wird noch effektiver, wenn Sie ein Thera-Band eng um die Fußgelenke knoten und nach dem Anheben des Beckens einen Fuß gegen den Widerstand des Bandes anheben (Abb. 111). Danach locker Fuß und Becken zurücklegen. Im Wechsel mit dem anderen Fuß üben.

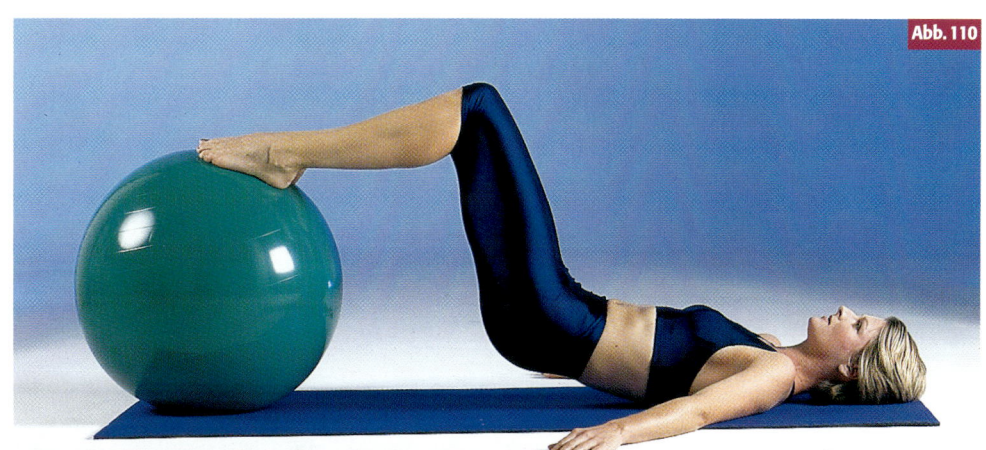

Abb. 110

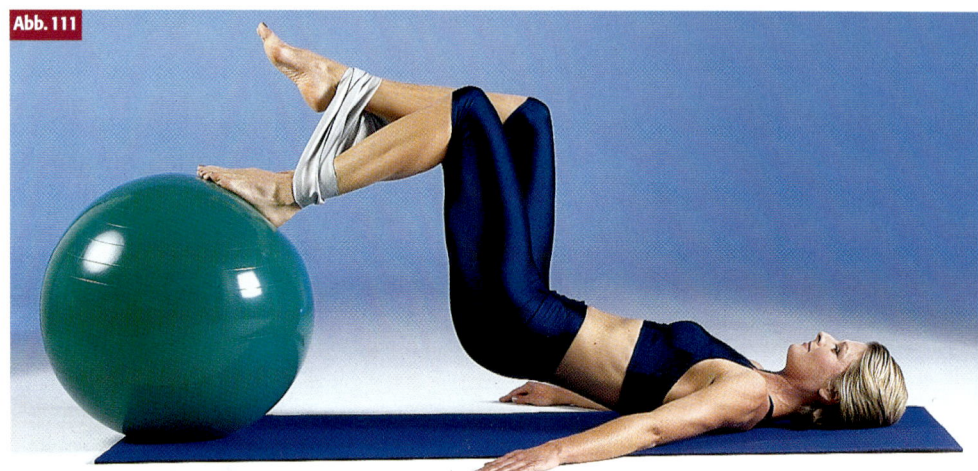

Abb. 111

• Noch eine Variante: Die gleiche Übung wie vorher (mit Thera-Band), jedoch dabei zusätzlich den großen Noppenball unter das Becken legen. Dadurch wird der Sog auf den Beckenboden und die Organe in das Leibesinnere noch größer.

3. Übung:

In der gleichen Ausgangsstellung wie vorher legen Sie das Thera-Band über die rechte Fußsohle und halten die Enden unten mit den Händen fest. Dann die Beckenbodenmuskeln anspannen und das Bein nach oben in

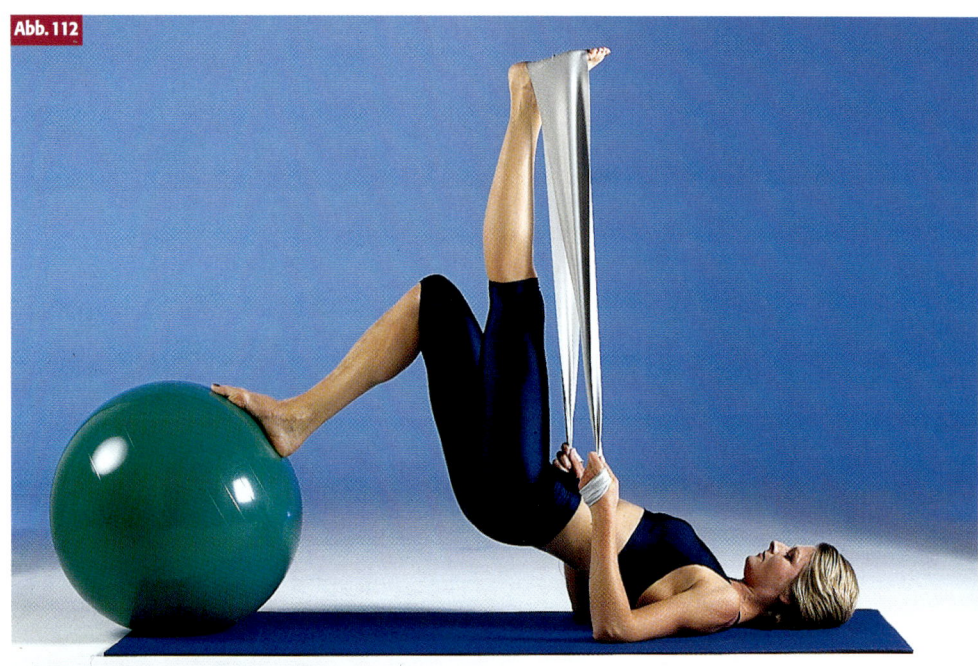

Abb. 112

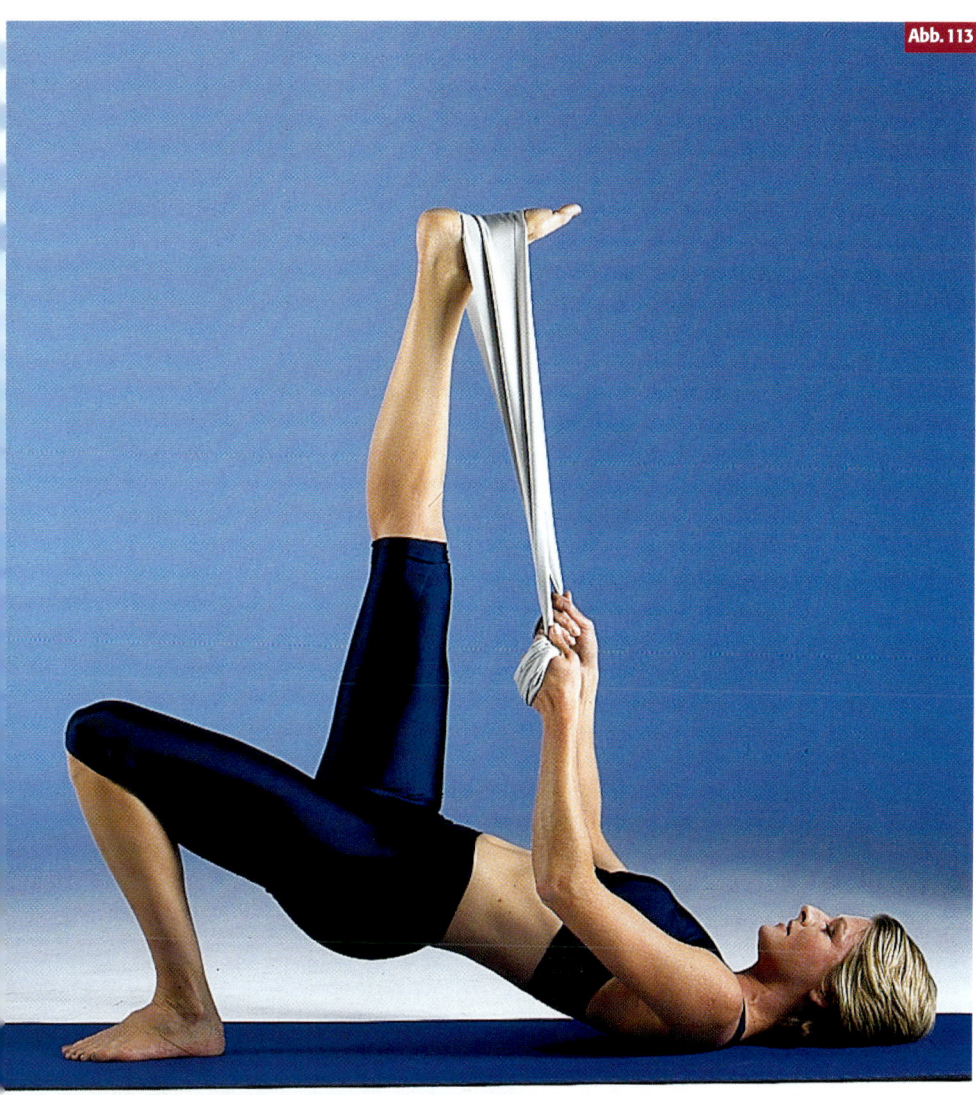

Abb. 113

Richtung Decke strecken. Auch das Becken hebt dabei etwas vom Boden ab (Abb. 112). Das Gleichgewicht auf dem Ball muss mit dem anderen Fuß gehalten werden. Falls Ihnen dies anfangs jedoch sehr schwer fällt, üben Sie zunächst ohne Sitzball, nur mit auf dem Boden aufgestellten Füßen. Auch dann gilt: Ausatmend ein Bein gegen den Widerstand des Bandes nach oben zur Decke schieben (Abb. 113). Beim Zurücksetzen einatmen. Im Wechsel mit dem rechten bzw. linken Bein ausführen.

4. Übung:

Vor dem Sitzball knien und dann bäuchlings darüber rollen. Mit den Händen nach vorne wandern, bis der Ball unter den Oberschenkeln liegt. Dann den Oberkörper etwas senken und sich auf die Unterarme aufstützen.

Die Unterschenkel senkrecht anheben. Die Beckenbodenmuskeln kräftig anspannen und die rechte Fußsohle nach oben drücken (Abb. 114). Mit dem Unterschenkel in minimalen Bewegungen auf und ab wippen. Dann entspannen und Seitenwechsel.

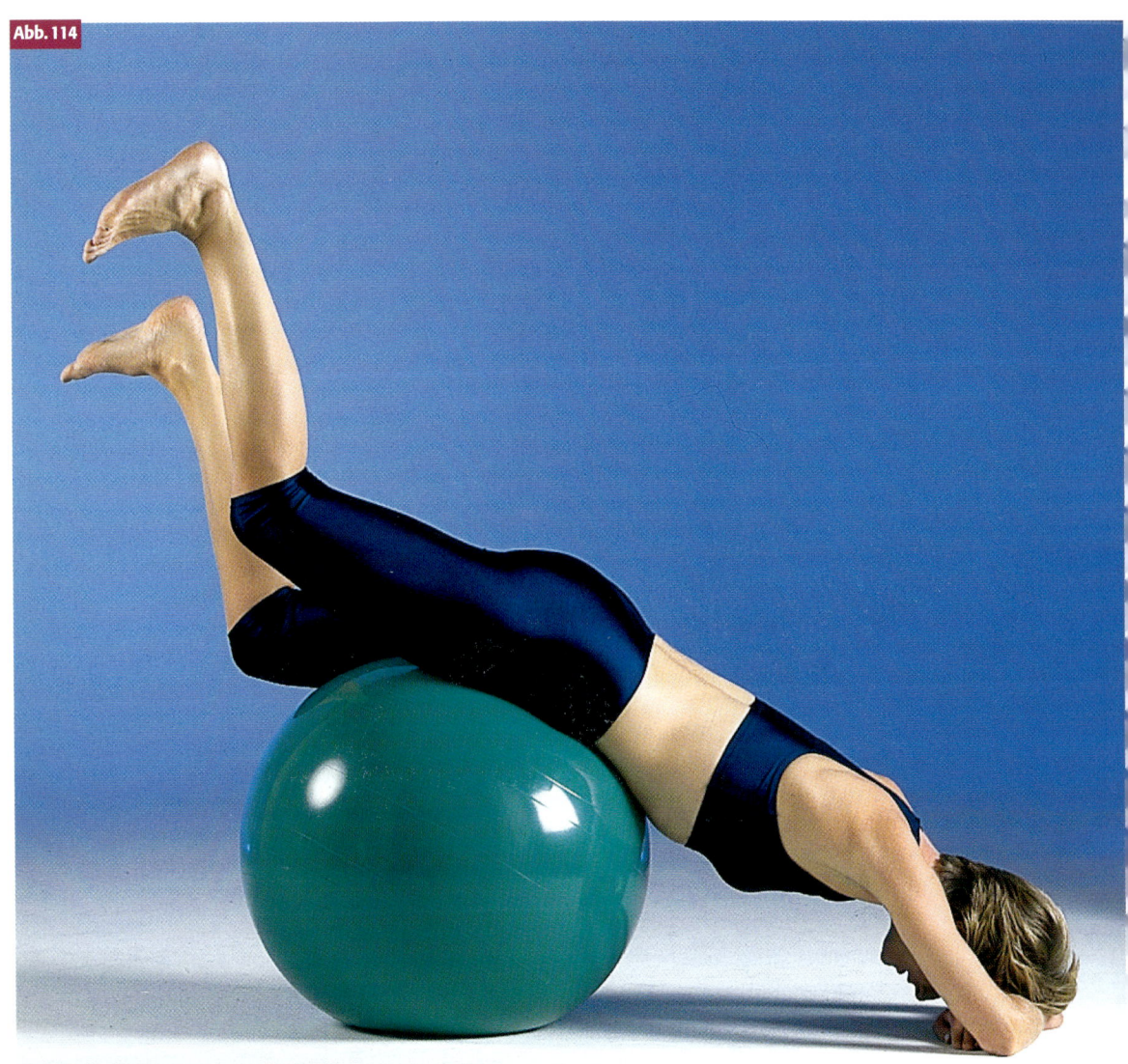

Abb. 114

5. Übung:

Sie nehmen die gleiche Ausgangsstellung wie vorher ein, winkeln jedoch die Unterschenkel nicht an, sondern lassen sie gestreckt. Dann die Beckenbodenmuskeln anspannen und den Ball mit den Oberschenkeln zu sich herrollen. Das Becken wird dabei etwas mehr angehoben. Die Spannung so lange halten, wie Sie ausatmen können. Dann gelöst zurückrollen und einatmen (eine wunderbare Übung gegen Unterleibssenkungen und auch gegen Kreuzschmerzen).

6. Übung:

Legen Sie sich schwer und gelöst über den Sitzball und lassen Sie die Entspannung sich ausbreiten (Abb. 115).

11. Übungsprogramm

Hilfsmittel für dieses Übungsprogramm sind der Sitzball, das Thera-Band und eine zusammengerollte Decke.

1. Übung:

• Aufrecht auf dem Ball sitzen und sich dabei auf die Sitzbeinknochen konzentrieren. Den Ball von den Sitzbeinknochen aus vor und zurück bewegen.

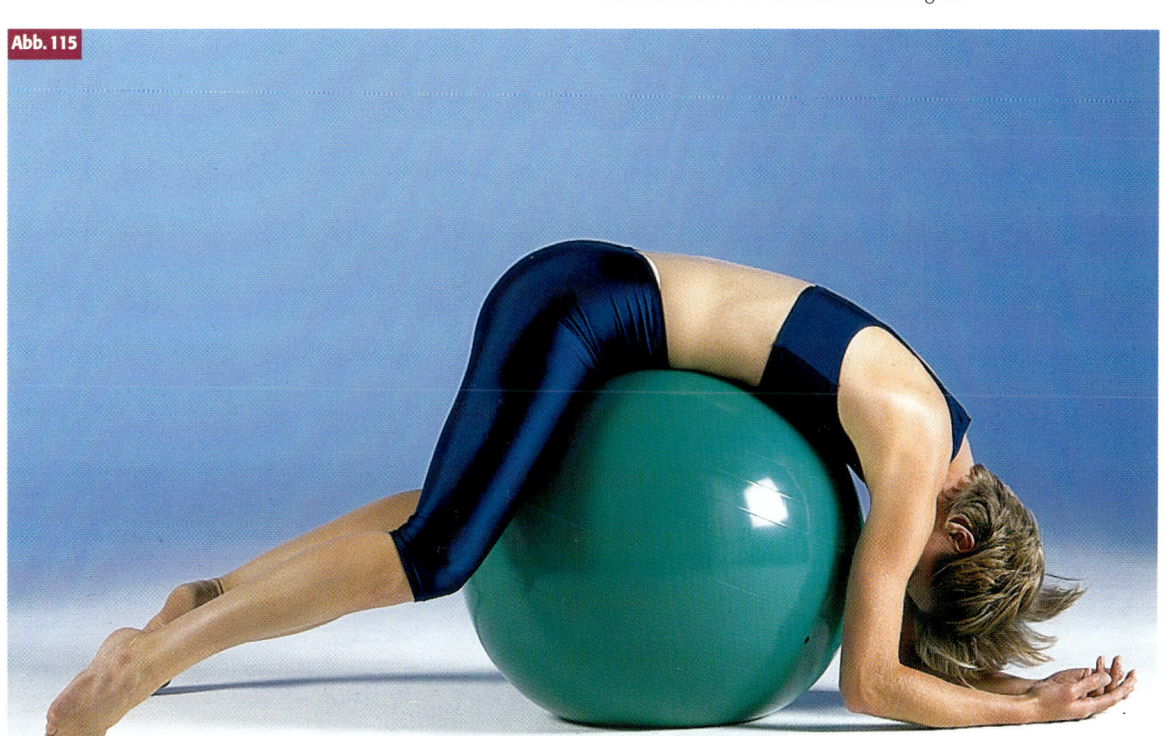

Abb. 115

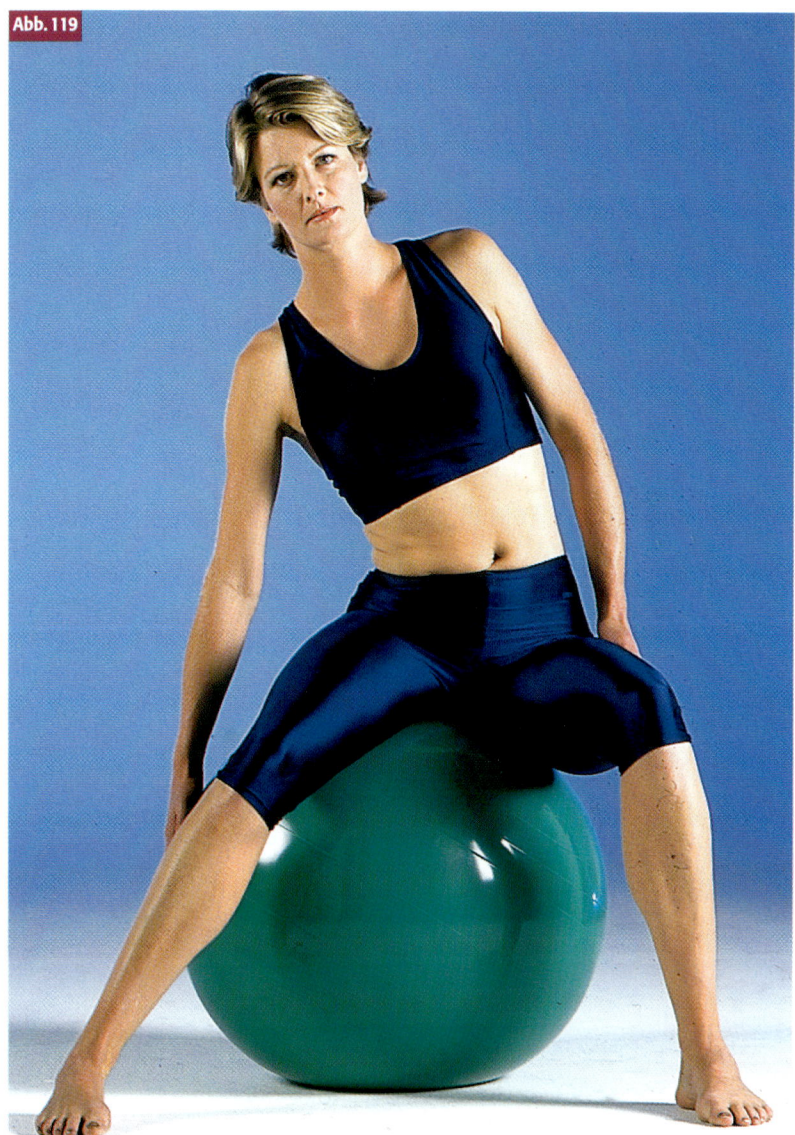

Abb. 119

2. Übung:
• Dasselbe im Lang- oder Hocksitz:
Schaukeln Sie zuerst mit gestreckten
(Abb. 120), dann mit angehockten
Beinen (Abb. 121) auf den Sitzbein-
höckern hin und her.

• Um die Übung zu verstärken, spannen Sie ein der Länge nach zusammen-
gelegtes Thera-Band über Ihre Leisten-
beugen und halten die Bandenden
etwas weiter hinten neben dem Gesäß
am Boden fest (Abb. 122). Wenn Sie

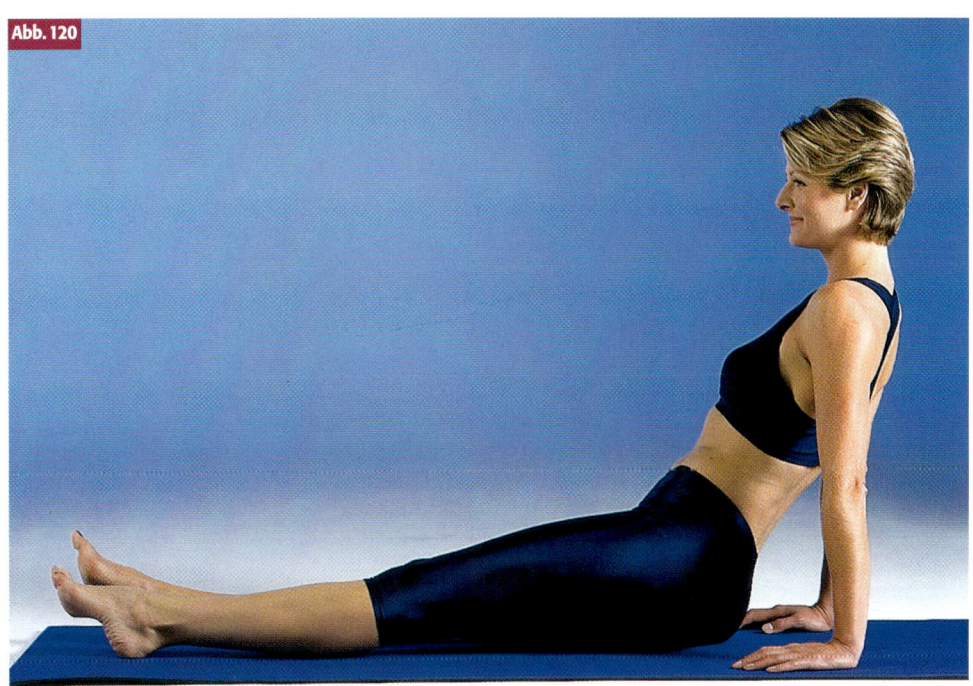

Abb. 120

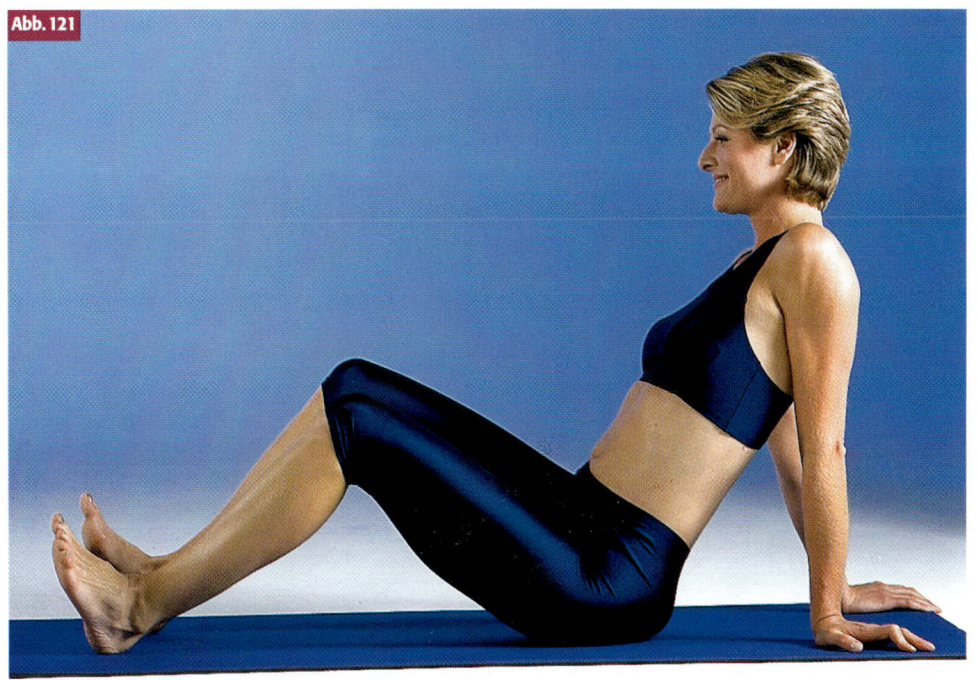

Abb. 121

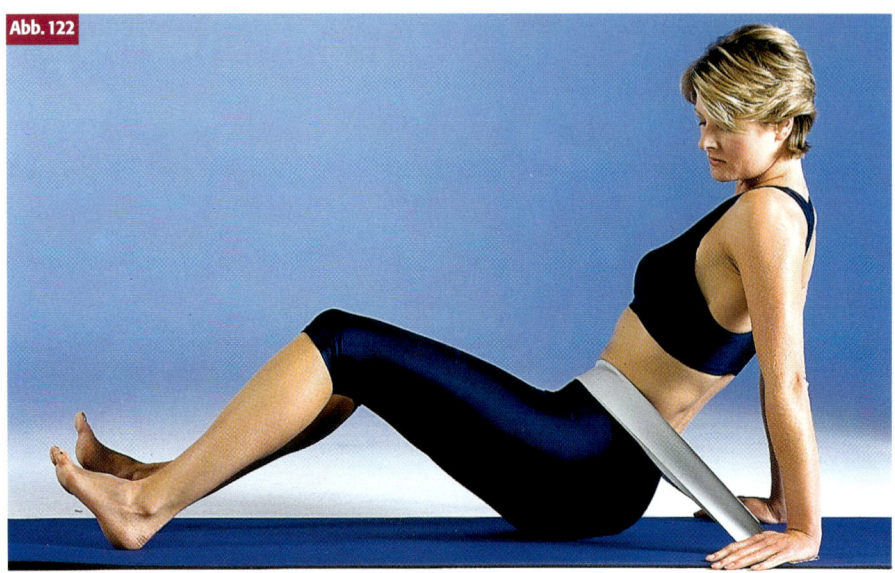

Abb. 122

jetzt die Schaukelbewegung auf den Sitzbeinhöckern ausführen, bietet das Gummiband mehr Widerstand.

• Nun »laufen« Sie auf den Sitzbeinknochen vorwärts und rückwärts, und zwar mit gestreckten oder angewinkelten Beinen. Zuerst die rechte Becken-

hälfte anheben und nach vorne schieben (Abb. 123), dann entsprechend die linke Seite. Später das gleiche rückwärts ausführen. Beim Anheben des Beckens den Beckenboden mit anspannen – die angebeugten Arme gegengleich dazu mitpendeln lassen.

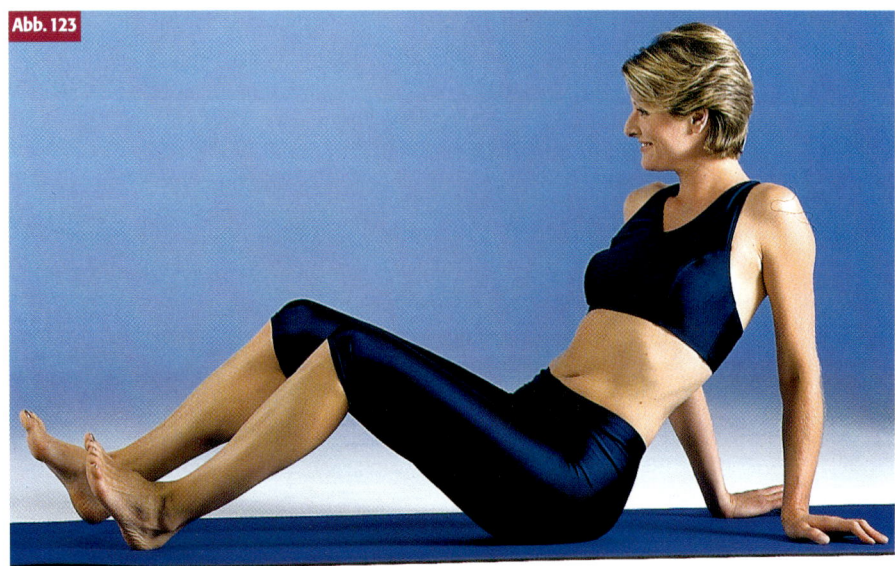

Abb. 123

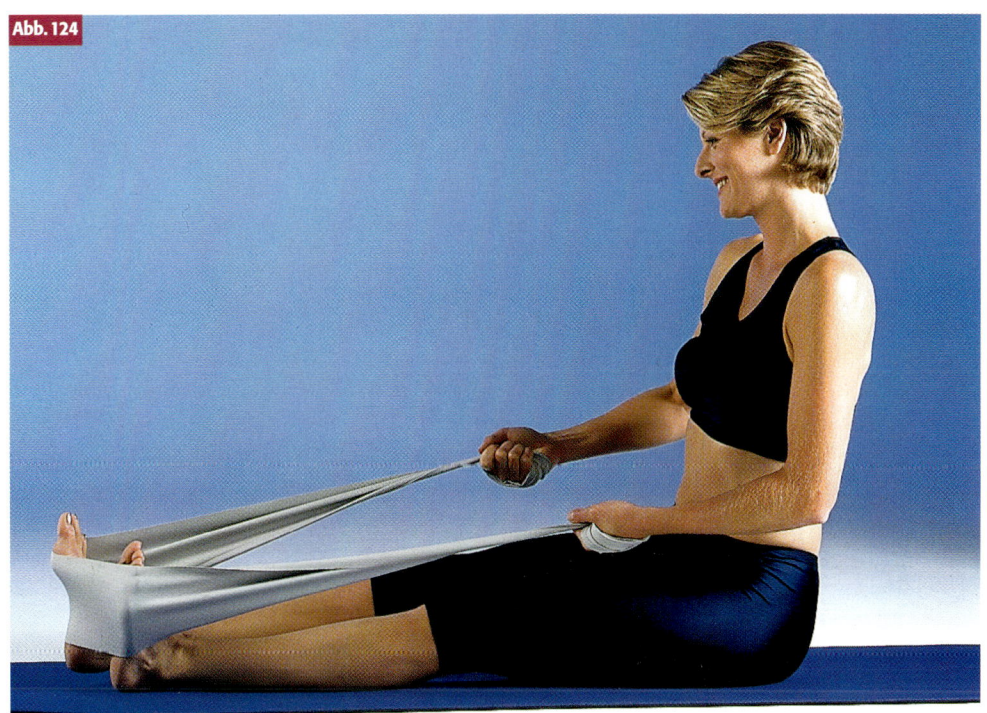

Abb. 124

• Wie vorher, jedoch mit »Verstärkung«: Legen Sie das Thera-Band um beide Fußsohlen (wobei die Beine gestreckt sind) und halten Sie die Enden vor sich fest. Spannen Sie es ruhig etwas an. Jetzt laufen Sie gegen den Widerstand des Bandes auf den Sitzbeinknochen vor und zurück (Abb. 124). Das macht richtig Spaß und ist eine der besten Übungen gegen Zellulitis!

3. Übung:

• Jetzt setzen Sie sich noch einmal auf den Sitzball und hüpfen leicht und locker auf ihm. Nach einiger Zeit des »Einhüpfens« jedes Mal beim Hochhüpfen den Beckenboden anspannen.

• Eine weitere Variation: Hochhüpfen, den Beckenboden anspannen und einige Sekunden in dieser Position verharren, so als ob Sie gerade aufstehen wollten. Den Sitzball dabei mit den Fingerspitzen beider Hände seitlich leicht festhalten. Das Gesäß befindet sich leicht über dem Ball (Abb. 125). Die Oberschenkel- und Beckenbodenmuskeln sind angespannt, der Atem fließt ganz regelmäßig. In dieser Haltung sind die Knie und Hüften etwas gebeugt, die Wirbelsäule ist in sich gerade und schräg nach vorne gerichtet. Danach zurücksetzen und weiter locker hüpfen.

• Diese Übung kann auch auf einem Stuhl ausgeführt werden, allerdings ohne Hüpfen. Dabei werden die Hände auf die Oberschenkel gelegt, ein Fuß vorgestellt und das Gesäß leicht angehoben. Neben den Beckenbodenmuskeln werden dabei auch die Oberschenkelmuskeln angespannt und gekräftigt. Nachdem Sie einige Sekunden in dieser Stellung ausgeharrt haben, setzen Sie sich wieder langsam nieder.

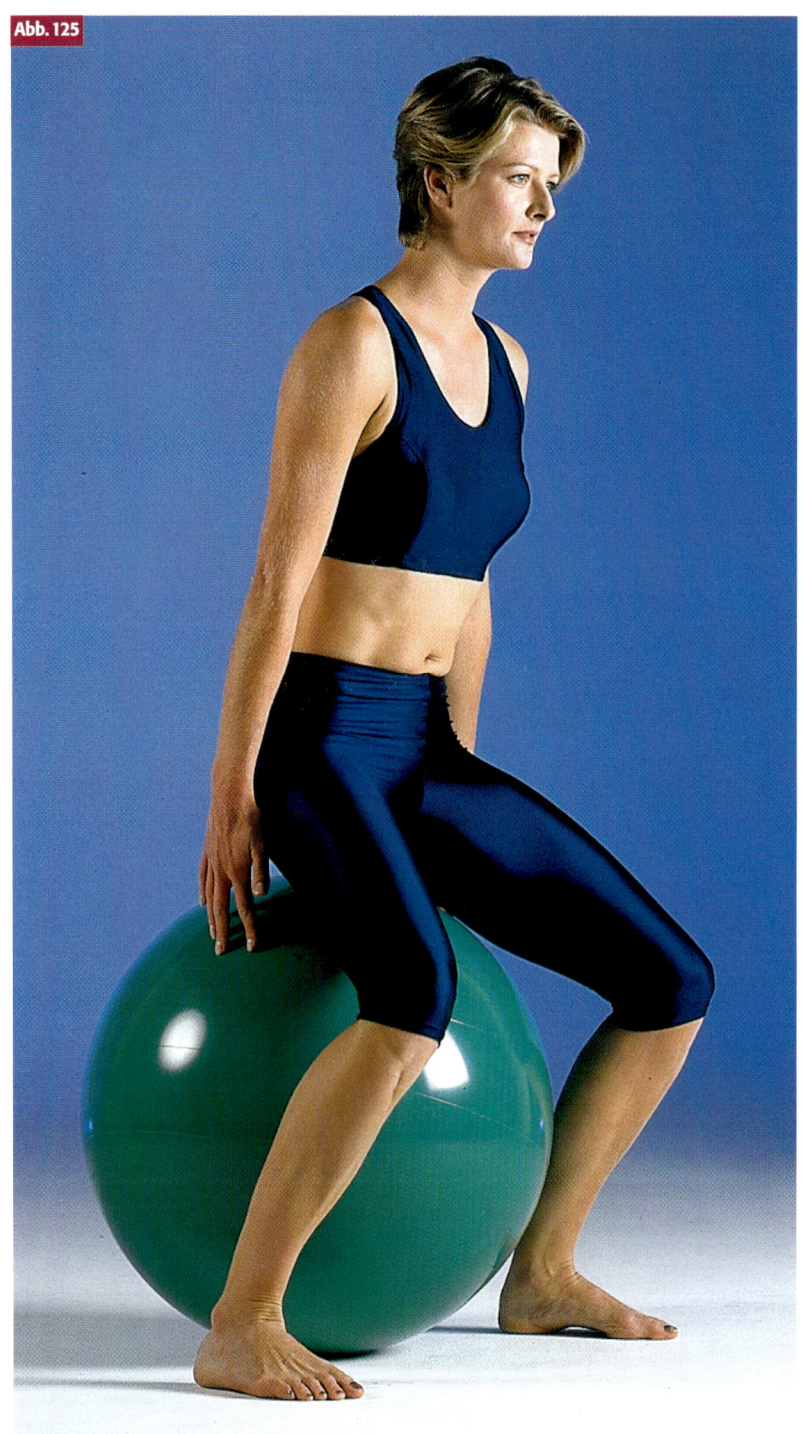

Abb. 125

4. Übung:

• Auf dem Sitzball sitzen und ein Thera-Band zwischen beide Hände nehmen. Fassen Sie es kurz und lassen Sie die Enden nach unten hängen oder wickeln Sie sie um Ihre Hände. Dann das rechte Knie anheben und das Thera-Band herumlegen (Abb. 126). Gleichzeitig die Beckenbodenmuskeln anspannen. Die Spannung einige Sekunden halten, dann loslassen. Üben Sie im Wechsel mit dem anderen Bein.

• Variation: Während der Übung können Sie auch leicht hüpfen.

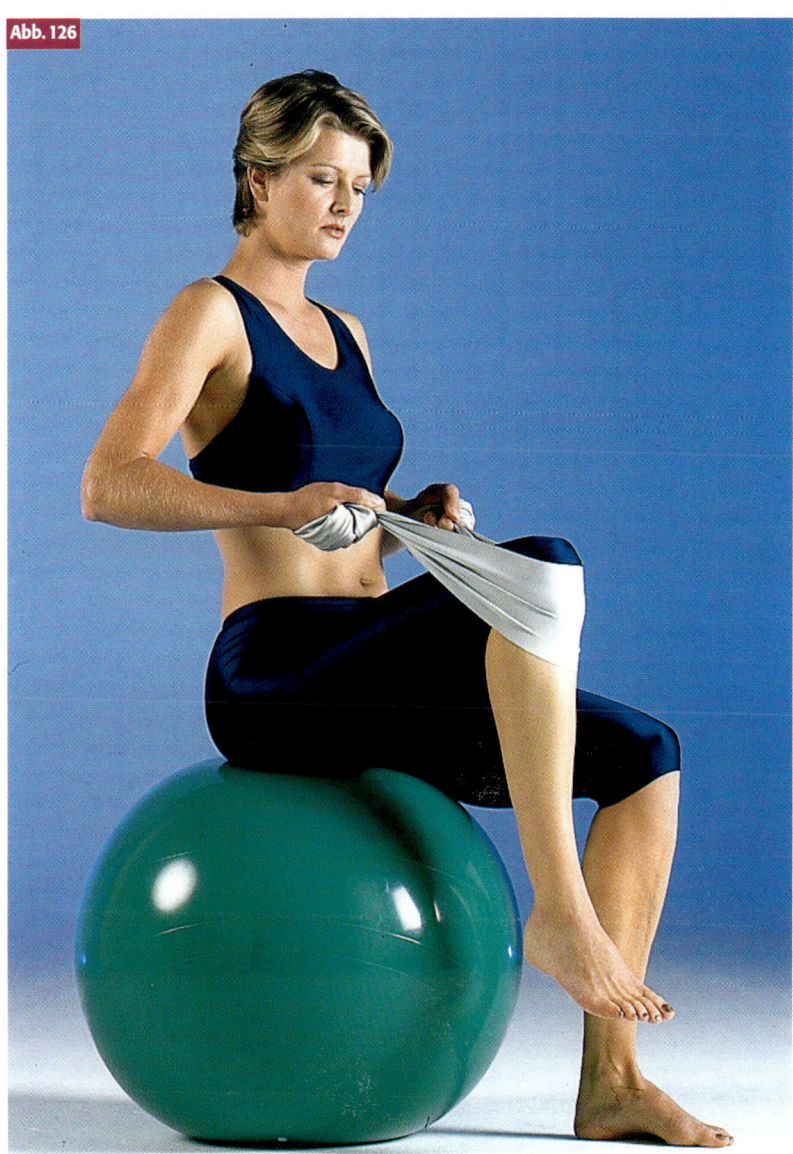

Abb. 126

5. Übung:

• Legen Sie sich auf den Boden und stellen Sie beide Beine auf. Unterlagern Sie Ihr Becken mit einer dicken Decke, sodass der Beckenboden etwas angehoben wird. Das rechte Bein gebeugt anheben, sodass zwischen Ober- und Unterschenkel ungefähr ein rechter Winkel besteht. Die Fußspitze zum Körper hin anziehen (Abb. 127). Die Beckenboden- und Bauchmuskeln kräftig anspannen und unbedingt darauf achten, dass der Atem nicht angehalten wird, sondern weiterfließt. Beim Absetzen des Beines entspannen. Im Wechsel mit dem anderen Bein üben.

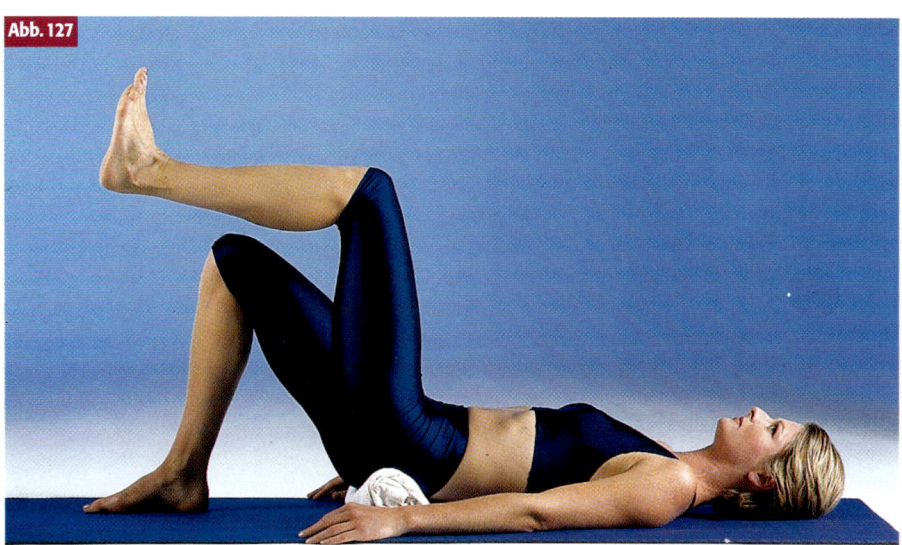

Abb. 127

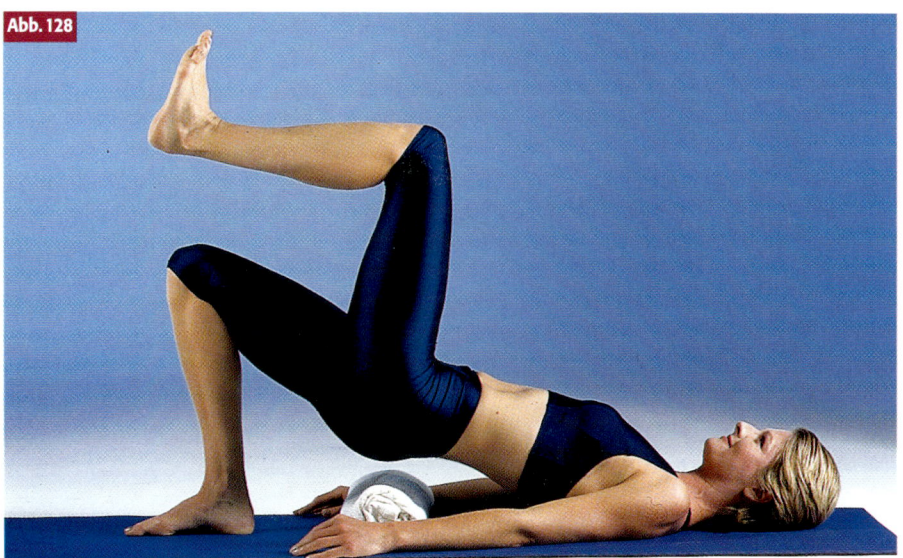

Abb. 128

• Noch intensiver: Ein Knie anheben und das Becken leicht abheben (Abb. 128). Während der Anspannung ausatmen. Beim Ablegen einatmen.

• Wie vorher, jedoch nach dem Heranziehen des Knies das Bein strecken (Abb. 129). Darauf achten, dass beide Oberschenkel parallel sind.

• Wie vorher, jedoch zusätzlich das Thera-Band um den Fuß des gestreckten Beines legen und etwa über dem Becken mit beiden Händen festhalten. Dann das Bein in winzigen Bewegungen auf und ab wippen. Anstrengend ist die Übung, wenn das Becken dabei leicht abgehoben ist (Abb. 130).

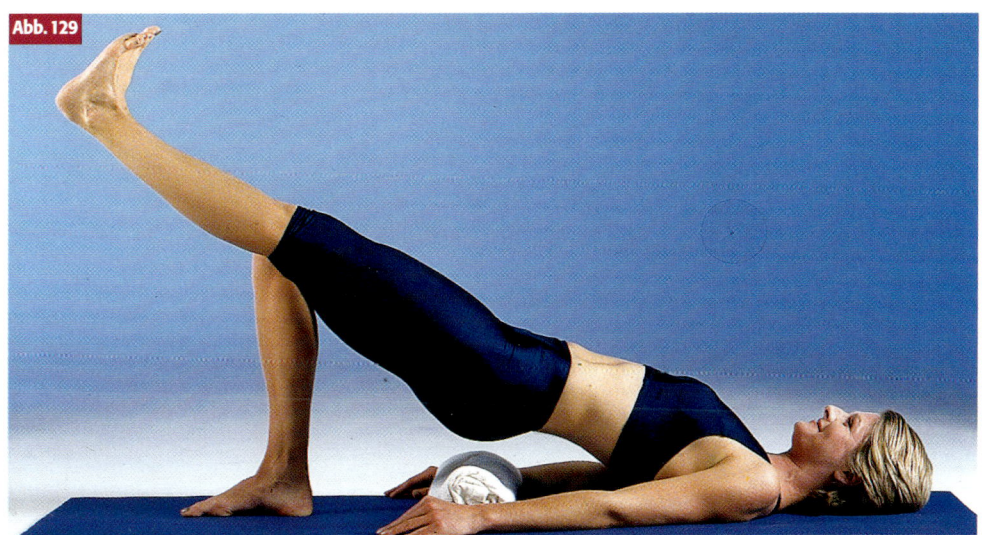

Abb. 129

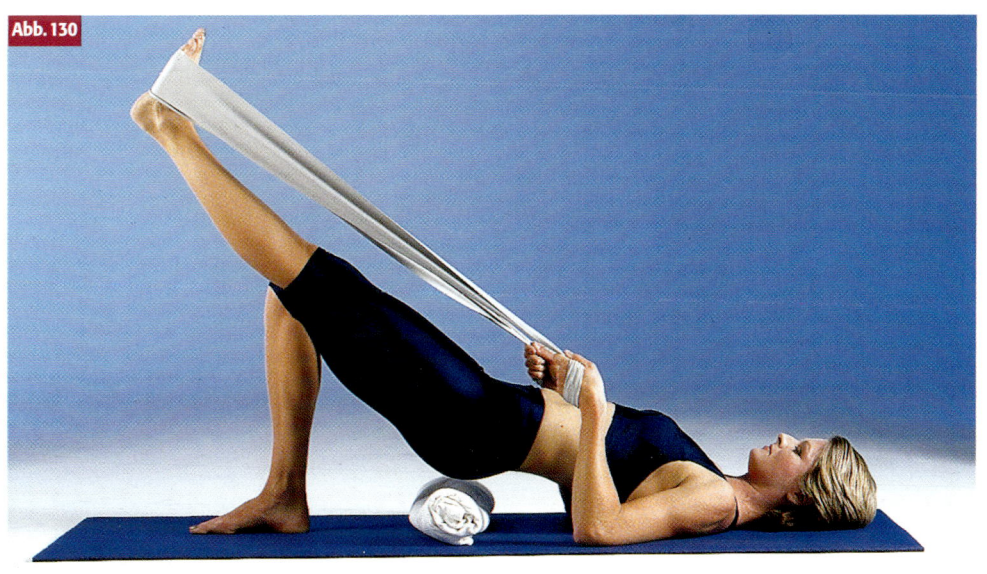

Abb. 130

Die letzten vier Übungen können auch so durchgeführt werden, dass in der Ausgangsstellung die Beine nicht aufgestellt sind, sondern die Unterschenkel auf einem Sitzball ruhen.

6. Übung:

Entspannt liegen bleiben, wenn es Ihnen angenehm ist, die Unterschenkel auf den Sitzball legen und gelöst zum Beckenboden hinab ein- und ausatmen (Abb. 131). Den Atem einfach fließen lassen und entspannt der Atemwelle lauschen. Wo spüren Sie Ihren Atem? Können Sie beim Atemvorgang etwas vom Beckenbodenzwerchfell spüren und wahrnehmen?

Stellen Sie sich auch noch einmal die Lage des Beckenbodens vor, seine Ausmaße, seine Muskelschichten. Ein aufmerksames Bewusstsein für den Beckenboden ist wichtig, um diesen Muskel trainieren zu können und ihn nicht weiterhin im Alltag zu überstrapazieren. Obwohl er unsichtbar ist, sollen wir uns seiner Gegenwart immer bewusst sein. Der gezielt zum Beckenboden hinab gelenkte Atem hilft außerdem, diesen mit genügend Nährstoffen und Sauerstoff zu versorgen. Außerdem kann der Atem dazu beitragen, Verspannungen und Verkrampfungen im Becken-, Beckenboden-, Bauch- und Magenbereich zu lösen.

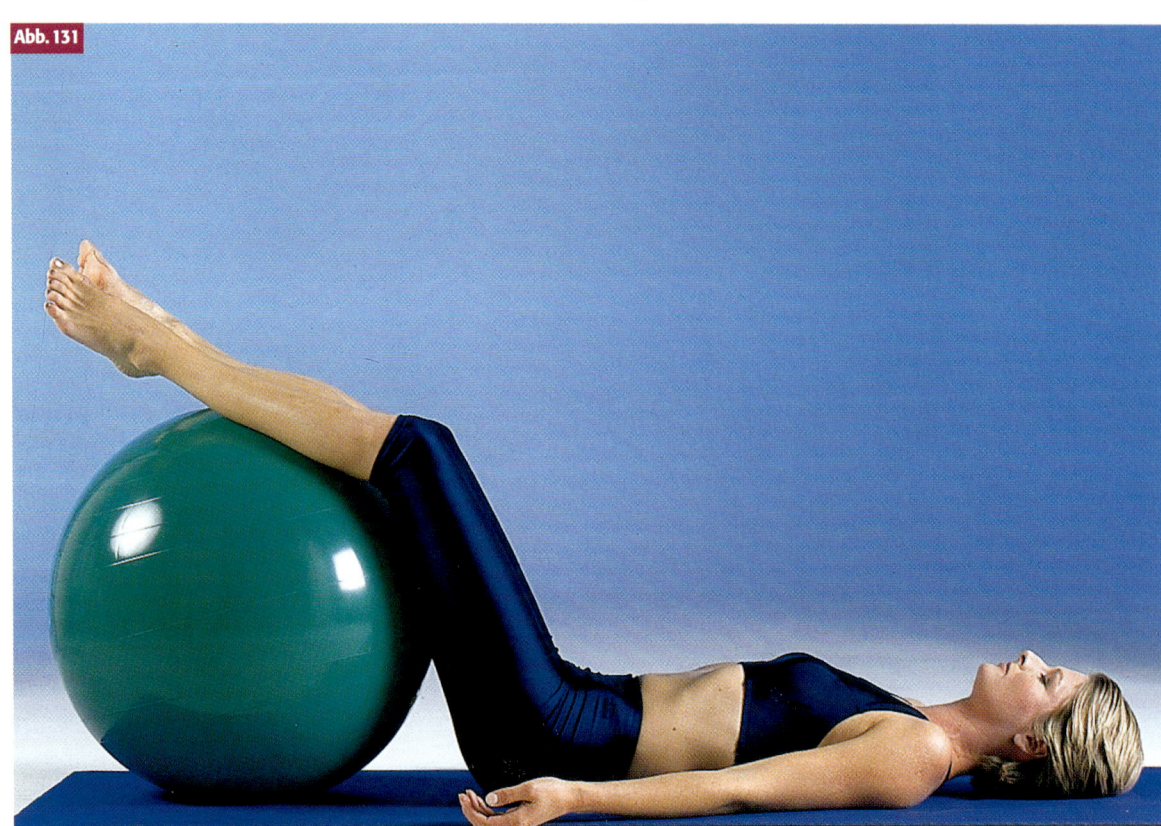

Abb. 131

7. Übung:

Ganz zum Schluss noch eine gute Übung gegen Kreuzschmerzen: In der Rückenlage legen Sie eine Decke unter Ihr Becken und ziehen beide Knie etwa hüftbreit zum Bauch hin an. Die Hände liegen dabei in den Kniekehlen (Abb. 48). Beachten Sie die Dehnung im Kreuz und im unteren Rückenbereich. Atmen Sie bewusst dorthin ein und aus, so lange Sie wollen. Dann die Beine wieder aufstellen oder die Unterschenkel auf einen Hocker oder den Sitzball legen.

Dann strecken Sie die Arme diagonal nach hinten und lauschen nur Ihrem Atem (Abb. 132). Spüren Sie die Atemvertiefung im gesamten Organismus? Genießen Sie den weiten und freien Atemraum. Bleiben Sie so lange, wie es Ihnen angenehm ist, in dieser Haltung gelöst und entspannt liegen und konzentrieren Sie sich dabei nur auf das Durchströmtsein mit dem lebensspendenden und auch spannungslösenden Atem. Der venöse Rückstrom des Blutes wird in dieser Lage und in der Atementspannung unterstützt. Der Beckenboden wird zusehends von Druck befreit. Suchen Sie diese angenehme Atem-, Ruhe- und Entlastungsstellung immer wieder auf. Eine sanfte Entspannungsmusik im Hintergrund kann die Wirkung noch vertiefen.

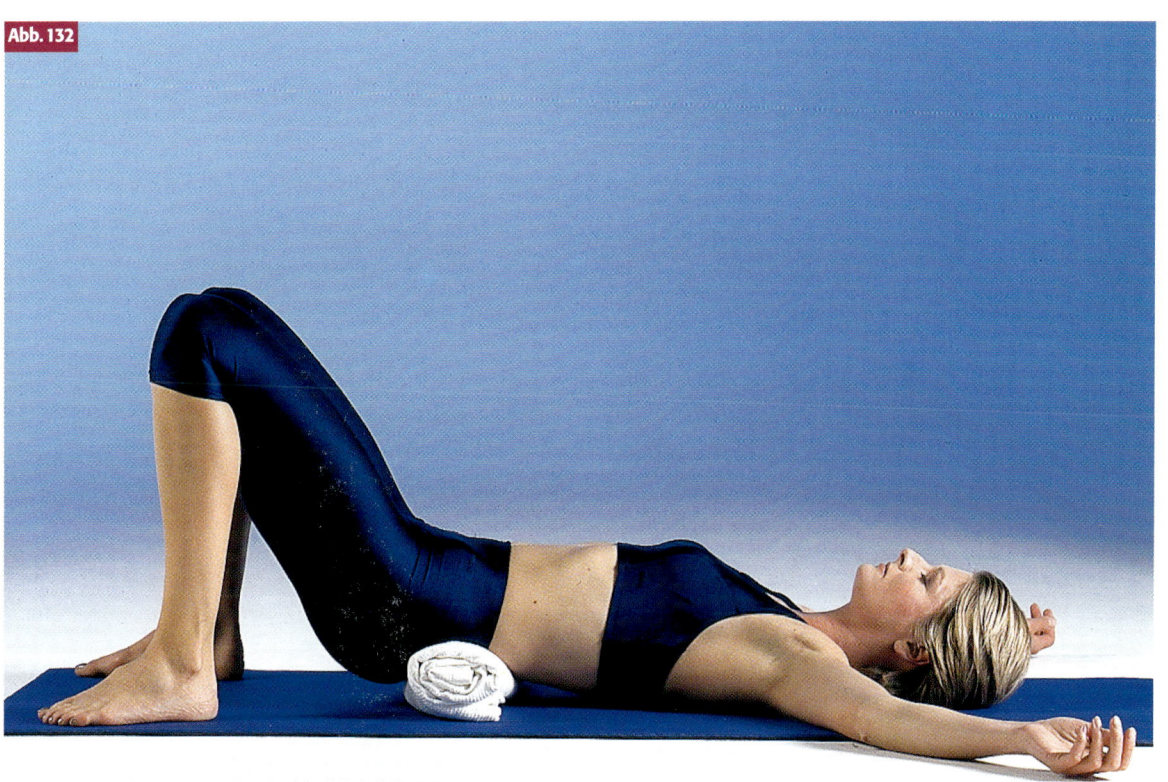

Abb. 132

Der Beckenboden im Alltag

Im Alltag wird der Beckenboden meist ziemlich schlecht behandelt und kaum beachtet. Obwohl seine Lage sehr zentral, nämlich in unserem Körpermittelpunkt liegt, und obwohl er von da aus äußerst wichtige Aufgaben zu erfüllen hat, kommt zunächst kaum jemand auf den Gedanken, ihn mit alltäglichen Belastungssituationen wie z. B. Heben, Tragen, Treppen steigen oder mit Rückenschmerzen in Verbindung zu bringen. Der Beckenboden muß aber im Alltag viel aushalten.

Achten Sie bei allen alltäglichen Arbeiten und Bewegungen auf die richtige Körperhaltung und die Anspannung des Beckenbodens.

Nur durch eine konsequente Haltungskontrolle im Alltag kann der Belastungsdruck auf den Beckenboden vermindert werden.

Die konsequente Haltungskontrolle

• Beim Stehen sollten Sie darauf achten, die Knie nicht ganz durchzudrücken. Die Bauch- und Beckenbodenmuskulatur anspannen, wodurch auch ein übermäßiges Hohlkreuz vermieden wird (Abb. 134). Denken Sie daran: Je mehr der Bauch nach vorne unten hängt oder je weiter der Unterleib vorgeschoben wird, umso mehr wird der Beckenboden belastet. Über einem kräftigen Beckenboden und einem aufgerichteten Becken dagegen kann sich die Wirbelsäule ideal aufbauen.

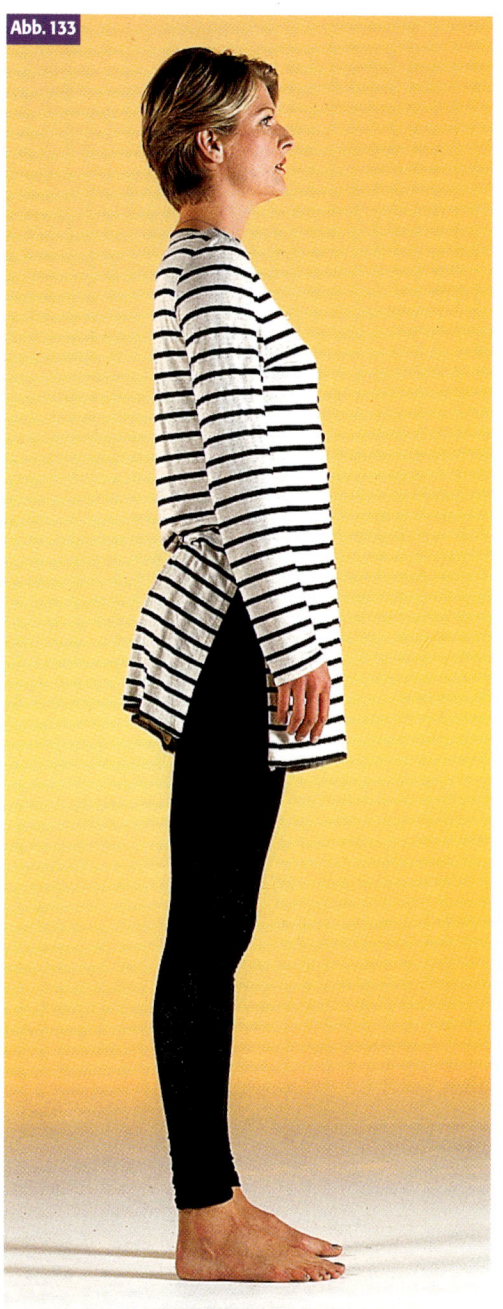

Abb. 133

Abb. 134

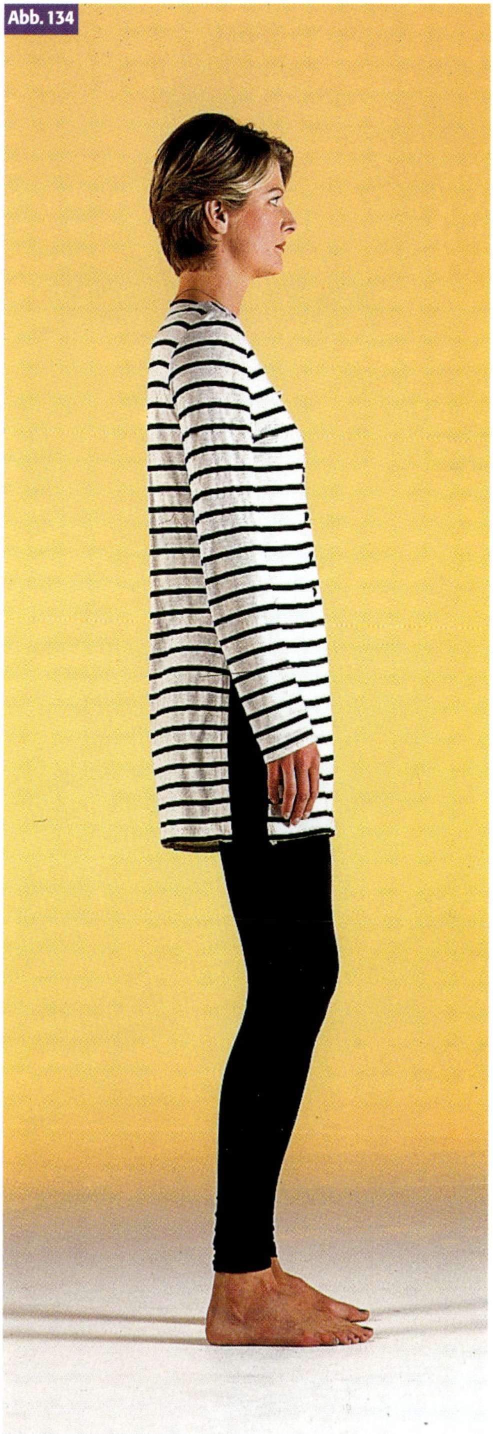

- Wenn Sie sich auf einen Stuhl setzen oder von ihm aufstehen, spannen Sie zuerst den Beckenboden an. Dann mit geradem, leicht nach vorn geneigtem Rücken sich setzen, indem man sich zuerst mit dem Gesäß dem Stuhl nähert, oder im umgekehrten Fall das Gesäß abheben und aufstehen. Der Beckenboden bleibt während der Auf- oder Abbewegung angespannt, der Rücken gerade (Abb. 135, 136).

Abb. 135

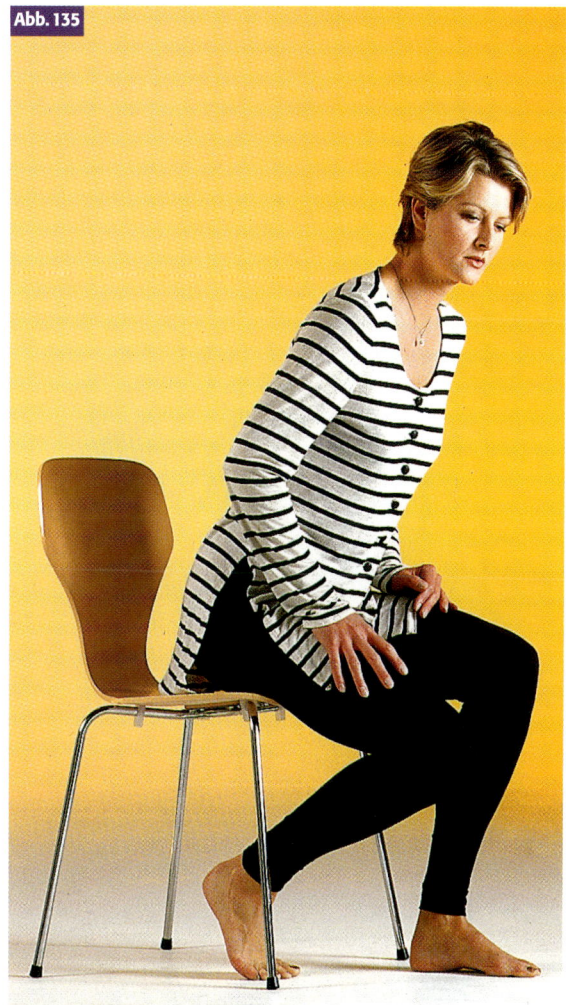

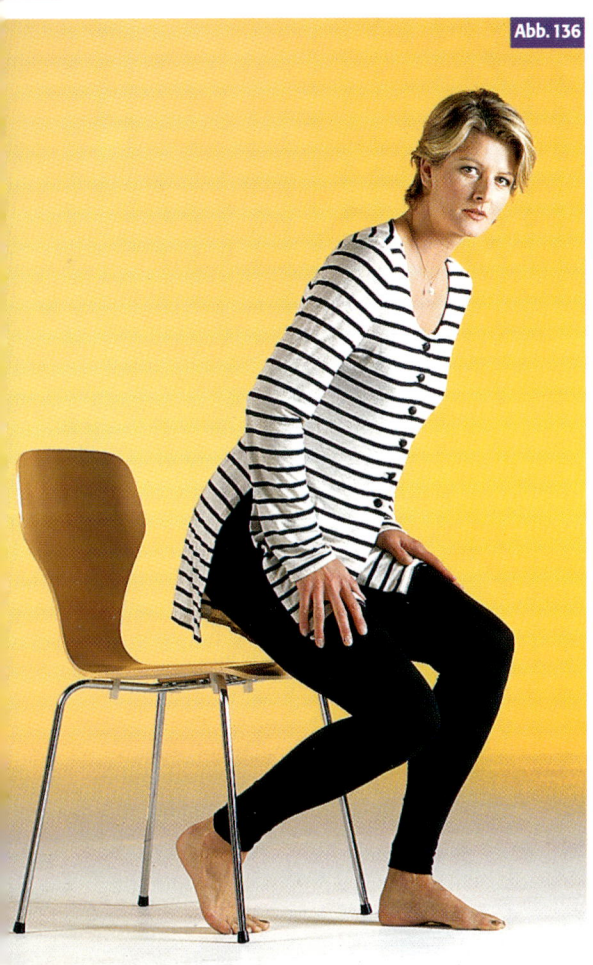

Abb. 136

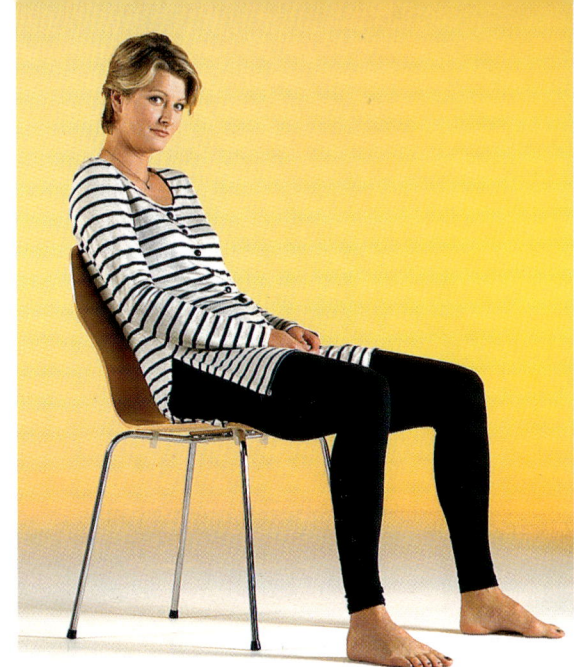

Abb. 137

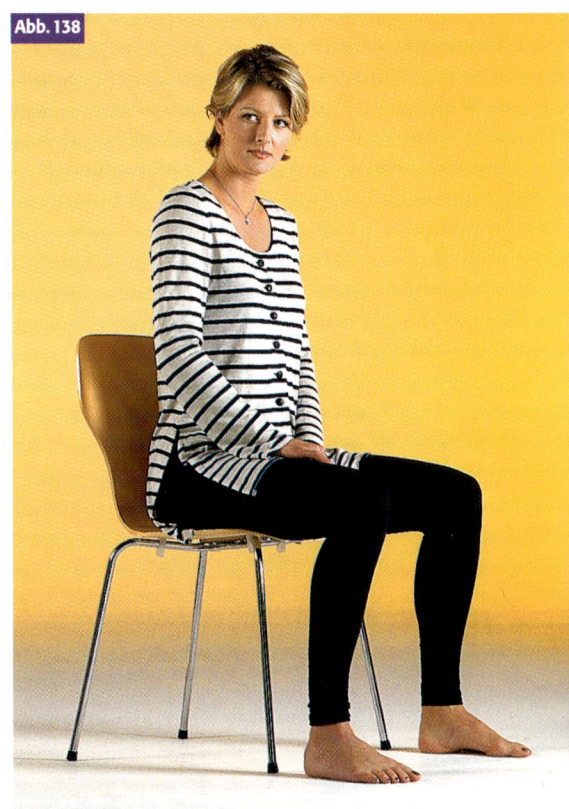

Abb. 138

• Sitzen: Hier wird der Beckenboden gedehnt. Ganz schädlich ist die weit verbreitete runde Sitzhaltung, bei der man hinter den Sitzbeinknochen sitzt und die ganze Last der Eingeweide auf den Weichteilen des Beckenbodens lastet (Abb. 137). Besser ist das aufrechte Sitzen auf den Sitzbeinhöckern. Man kann diese Knochen unter dem Gesäß mit den Händen erfühlen. Bei dieser Sitzhaltung ist die Wirbelsäule aufgerichtet und die Last der inneren Organe verteilt sich mehr auf das Schambein und die knöchernen Teile des Beckens (Abb. 138).

• Auch beim Heben, Tragen, Treppen steigen, Niesen, Husten oder auch beim Lachen auf die Anspannung des Beckenbodens achten (Abb. 139). Das Gleiche gilt für das Schieben oder Ziehen von Gegenständen.

Spannen Sie den Beckenboden während vieler gewöhnlicher Alltagsarbeiten und -situationen an. Das kann beim Staubsaugen oder -wischen genauso sein wie im Büro, beim Telefonieren, beim Fernsehen, beim Zähneputzen, in Konferenzen wie beim Kaffeekränzchen. Aber auch im Auto, in der Warteschlange vor der Kasse oder in der Kantine, selbst beim Spazierengehen können diese unsichtbaren Muskeln gut angespannt werden.

Den Erfolg werden Sie schon sehr bald spüren. Achten Sie aber darauf, die Muskeln kräftig und lange anzuspannen. Die Entspannungsphase sollte dann jedes Mal doppelt so lang sein.

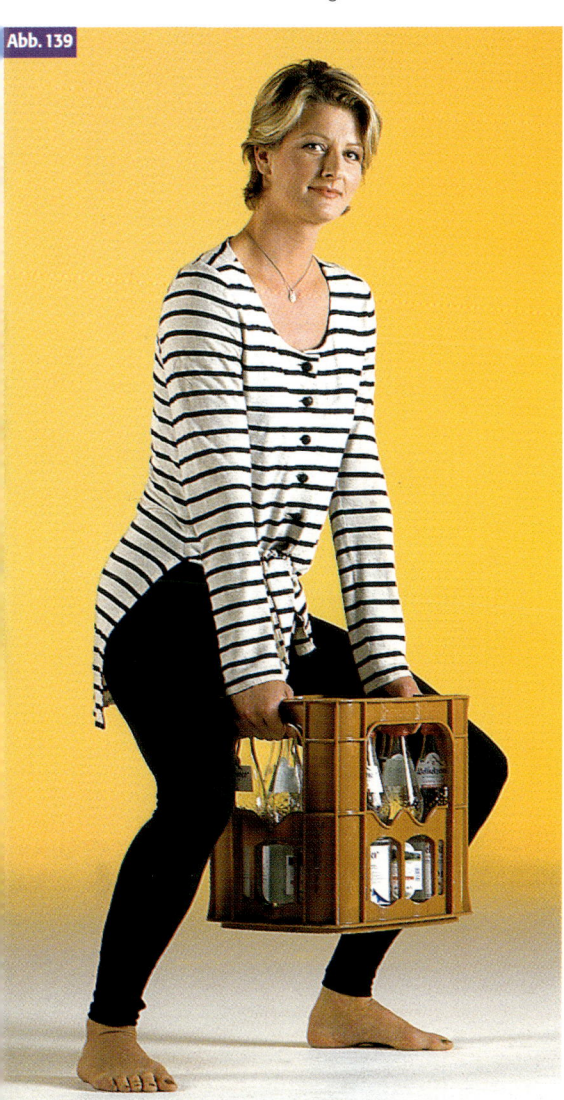
Abb. 139

Die sanften Fitnessprogramme

BLV aktiv + gesund
Heike Höfler
Die Nackenschule
Durch gezielte Entspannung
Nackenbeschwerden vorbeugen:
einfache Übungsprogramme zur
Kräftigung von Kopf-, Hals- und
Schultermuskulatur und zur
Linderung bereits bestehender
Beschwerden.

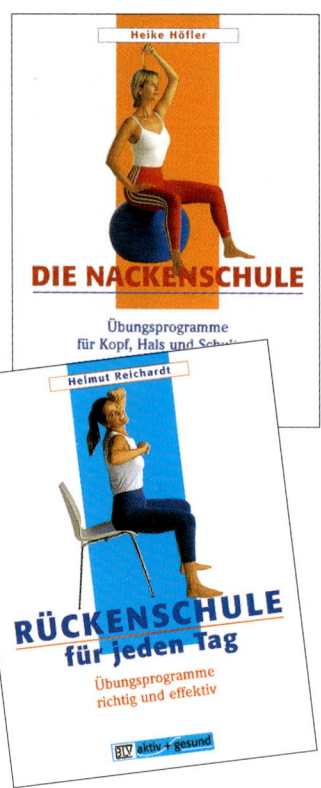

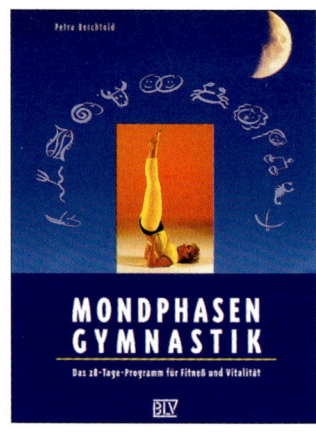

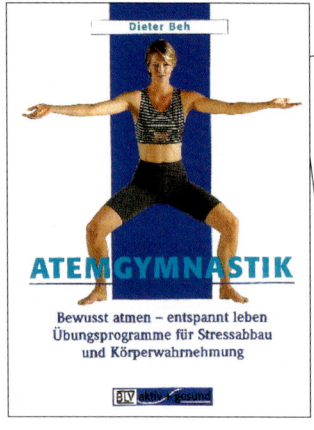

Petra Berchtold
Mondphasen-Gymnastik
Das 28-Tage-Programm für
Fitness und Vitalität:
Grundkenntnisse über Mond-
rhythmen, Atem- und Ent-
spannungsübungen, Gymnastik,
Anleitungen zur Akupressur
und zu positivem Denken – mit
speziellen Trainingsprogrammen
nach dem Stand des Mondes
in den Tierkreiszeichen.

BLV aktiv + gesund
Dieter Beh
Atemgymnastik
Richtig atmen – richtig ent-
spannen – gesund bleiben:
Grundlagen und Übungen zur
Körperwahrnehmung, Aufbau
und Funktion der Atemorgane,
praktische Übungsprogramme
zur Atemgymnastik.

BLV aktiv + gesund
Helmut Reichardt
Rückenschule für jeden Tag
In Beruf und Alltag den Rücken
schonen und Verspannungen
vorbeugen: Übungsprogramme
zur Dehnung, Kräftigung und
Entspannung der Rückenmus-
kulatur – überall mit einfachen
Hilfsmitteln durchführbar.

BLV aktiv + gesund
Helmut Reichardt
Schongymnastik
Übungsvorschläge und Trainings-
programme für eine funktionelle
Gymnastik, die Gelenke, Bänder
und Muskeln schont; Linderung
von Alltagsbeschwerden, Vorbeugung einseitiger Belastungen
im Leistungssport.

Im BLV Verlag
finden Sie Bücher
zu folgenden Themen:
Garten und Zimmerpflanzen • Wohnen und Gestalten • Natur • Heimtiere • Jagd •
Angeln • Pferde und Reiten • Sport und Fitneß • Tauchen • Reise • Wandern,
Alpinismus, Abenteuer • Essen und Trinken • Gesundheit und Wohlbefinden

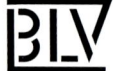

Wenn Sie ausführliche Informationen wünschen, schreiben Sie bitte an:
BLV Verlagsgesellschaft mbH • Postfach 40 03 20 • 80703 München
Telefon 089 / 127 05-0 • Telefax 089 / 127 05-543